GYMNASTIQUE
ÉLÉMENTAIRE.

IMPRIMERIE DE FAIN, PLACE DE L'ODÉON.

SE TROUVE AUSSI A BERNE, CHEZ L'AUTEUR.

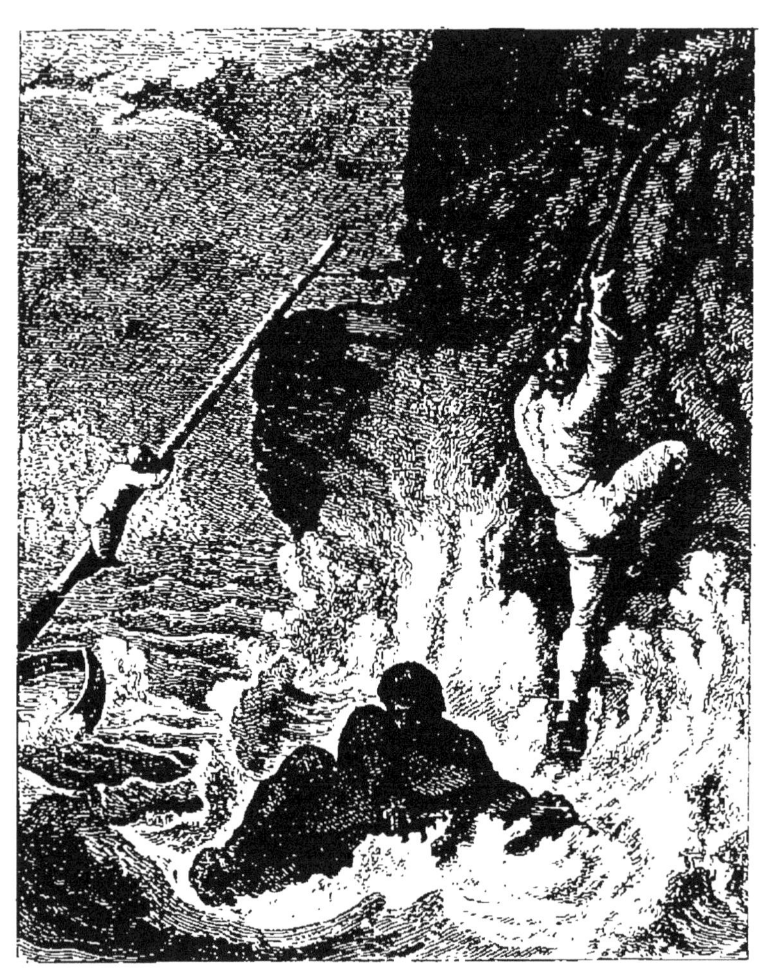

Armons l'homme contre les événemens imprévus

J. J. R.

[illegible]

[illegible]

[illegible]

[illegible]

[illegible]

[illegible]

A PARIS,

CHEZ L. COLAS, IMPRIMEUR-LIBRAIRE,
RUE DAUPHINE, N°. 32.

LOCARD ET DAVI, QUAI DES AUGUSTINS, N. 3.

1819.

A MESSIEURS
LES MEMBRES COMPOSANT
LA SOCIÉTÉ
POUR L'INSTRUCTION ÉLÉMENTAIRE.

MESSIEURS.

C'est aux hommes à qui la France va devoir l'un des plus grands bienfaits qu'elle puisse attendre des lumières du siècle, l'éducation, devenue la propriété de l'indigence, qu'appartient naturellement l'hommage d'un travail dont le but est aussi l'amélioration et le bonheur de l'espèce humaine.

J'ai l'honneur d'être, avec respect,

Messieurs,

Votre très-humble serviteur,

CLIAS.

CONSIDÉRATIONS

SUR LA GYMNASTIQUE.

L'INTRODUCTION des exercices gymnastiques dans le système d'éducation des nations modernes de l'Europe, constituera une époque remarquable dans l'histoire. Dès long-temps l'ordre social réclamait des garanties que l'intérêt bien entendu des gouvernemens ne permet plus d'ajourner. Mais ce ne sont pas seulement des lois, ce sont des institutions que la raison et les besoins du siècle sollicitent impérieusement.

Les descendans des Germains et des Francs, leur jeune postérité, qui doit être éclairée, pour ne point abuser de son émancipation ; forte pour garantir son territoire de toute occupation étrangère ; sage et impassible pour défendre le trône constitutionnel contre les assauts de tous les partis, veulent à la fois le régime d'Achille et les leçons de Socrate, les exercices des preux et la morale de Fénélon. Arrachons la génération naissante à nos habitudes voluptueuses, à la mollesse de nos mœurs efféminées, afin d'obtenir une âme de feu dans un corps de fer, afin que mieux que nous, elle se montre digne de ses nouvelles destinées.

C'est en la considérant de cette hauteur que

la gymnastique me paraît en effet, si je puis emprunter les expressions du docteur Passow, *un présent inappréciable fait à l'humanité.* Déjà les tentatives qui ont eu lieu en Suisse, en Saxe, en Prusse, en Russie, à Paris même, ont fixé l'attention des hommes d'état les plus philanthropes. Les gymnases se multiplient, des maîtres habiles, parmi lesquels on distingue les savans Gutzmuts et Salzmann, le colonel Amoros, l'auteur de cet ouvrage, et le célèbre Jahn, de Berlin, se sont élancés dans la carrière, qui leur fut en quelque sorte ouverte par le Socrate de l'Helvétie, le vénérable Pestalozzi.

Les exercices du corps se retrouvent chez tous les peuples de la terre, dans l'enfance de la civilisation, comme lorsque le génie des arts préside à leurs solennités. L'Arabe, au fond des oasis, sur le sable brûlant du désert, prélude, par des jeux guerriers, à ses courses aventureuses. Les nègres de Guinée ont des écoles où les jeunes gens sont formés à la pêche, à la natation, au maniement de leurs armes grossières. La chasse, la danse, la lutte, sont les occupations du Cafre belliqueux. Partout nos illustres voyageurs, Cook, Péron, Vancouver, Humboldt, soit sur les grèves de la Nouvelle-Hollande, soit dans les bocages parfumés d'Otaïti, nous montrent l'homme de la nature hâtant le développement énergique de ses organes par des combats simulés, des danses, des jeux, où l'adresse et la force obtiennent des couronnes. Le Mexique, dans ses pompes sanglantes, les enfans du soleil, dans leurs fêtes moins cruelles, nous offrent des spectacles à peu près semblables ; et dans ces îles, que les anciens appelaient fortunées, les descendans redevenus sauvages de ces Atlandes dont parle Platon, ces Guanches, d'une haute stature, d'une agilité surprenante, qu'à l'aide d'armes supérieures, une poignée d'Espagnols fit disparaître de la surface du globe, ne craignaient point, à l'aide d'une longue perche, à laquelle ils se suspendaient, de franchir les torrens, de s'élancer de rochers en rochers, à travers d'énormes précipices. Les exercices du corps, la chasse, la lutte, tous les jeux, préludes des combats, étaient tellement en honneur chez les Scandinaves, que leur législateur ne crut pas nécessaire de leur promettre d'autres jouissances, dans son Whahala, ou paradis.

Solennités guerrières de nos aïeux, tournois et cours d'amour de l'antique chevalerie, si vantés aux siècles fameux de Charlemagne et d'Almanzor ; palais magiques des Abdérame, joutes mémorables, superbes carrousels de Grenade et de Cordoue ; dites à qui la beauté dispensait-elle l'écharpe, la chaîne d'or, les armes étincelantes, prix de la valeur ou de la science gaie ; si ce n'était au plus brave, au plus adroit, au plus docte, au chevalier, au troubadour, que de longues études avaient perfectionné dans le dur métier des armes, comme dans l'art plus doux de célébrer la gloire et l'amour. La fumée des bûchers sacrés, dans cette terre si riche de beaux souvenirs, laisse à peine du sein des ténèbres rayonner le nom d'Alphonse et du Cid; mais les vieux Espagnols voient encore dans ces combats de taureaux, que l'humanité réprouve, un moyen, le dernier peut-être, de conserver à la nation quelques restes de cette énergie des Goths, leurs ancêtres, qui la caractérisa si long-temps. Jadis les premiers de l'état ne dédaignaient point de descendre dans l'arène comme *picadores;* d'y braver, sur un léger coursier, l'animal fougueux, irrité des nombreuses blessures dont son col était sillonné. Les flancs ouverts, le cheval tombe; le picadore relevé s'élance, souvent en prenant pour point d'appui les cornes même du taureau, qui déjà, la tête baissée, fermait les yeux pour le frapper. Cependant, le *matadore* marche froidement à la rencontre de son terrible adversaire. Tous d'eux s'observent, font assaut de ruses. C'est alors que l'agilité, la présence d'esprit, la valeur deviennent nécessaires. Eh! l'adresse, la présence d'esprit, le flegme du courage, ne sont que les fruits lentement mûris d'un violent exercice et d'une âme forte. Bientôt, atteint d'une blessure mortelle, l'énorme taureau cède à l'homme, et tombe aux acclamations de plusieurs milliers de spectateurs.

Considérons les peuples, les grands hommes, les souverains qui tour à tour ont brillé sur la scène du monde; nous serons étonnés de voir que tous ont été formés pas des institutions qui fournissent les plus ingénieux rapprochemens.

« Les lois des Perses ont cela d'excellent, dit Xénophon, qu'elles vont au-devant du mal, et empêchent même les particuliers de devenir méchans. » Et il nous représente les jeunes Perses allant aux écoles publiques pour apprendre la justice comme les enfans des Grecs y allaient pour apprendre les lettres. Il nous les représente punis pour toutes les fautes, même pour l'ingratitude; instruits à la tempérance, au respect envers les magistrats et les dieux. Jusqu'à la fin de leur seizième année, ajoute-t-il, on les dresse à tirer de l'arc, à lancer le javelot. A dix-sept ans, ils entrent au rang des jeunes hommes, et alors, voici comment ils vivent : durant dix années ils passent toutes leurs nuits au corps de garde, tant pour la sûreté de la ville que pour s'endurcir à la fatigue. Ils suivent le roi à la chasse, et il faut que chacun d'eux porte le carquois plein de flèches, l'épée ou la hache au côté, un bouclier et deux javelots, l'un pour lancer, l'autre pour s'en servir à la main. Le roi est à leur tête, comme s'il marchait à l'ennemi, et veille à ce que le moindre de tous fasse son devoir, parce que la chasse est la véritable image de la guerre. En effet, l'exercice de la chasse habitue à se lever de grand matin, à supporter le froid et le chaud, la faim et la soif, à marcher à pied, à courir, à surmonter différens genres d'obstacles et de dangers.

« Cyrus, élevé selon ces usages jusqu'à sa douzième année, ne trouvait point d'égal parmi tous ses compagnons, soit pour la facilité d'apprendre, soit pour le courage ou l'adresse à exécuter tout ce qu'il entreprenait. »

Il est vrai que, tout fils de monarque qu'il était, Cyrus avait eu, comme ses jeunes frères d'armes, pour nourriture, du pain, du cresson; pour boisson, l'eau du fleuve, qu'il puisait, ainsi qu'eux, dans une coupe d'argile ou de bois. De même, ce héros, que sa noble mère enfanta en chantant (1), ce grand capitaine qui remarqua, à l'âge de treize ans, les fautes de Condé et de Coligny, le bon Henri, si cher au

---

(1) « Ma fille, avait dit le roi de Navarre à Jeanne d'Al-« bret cette boîte et cette chaîne d'or sont à toi, si en « accouchant tu me chantes une chanson gasconne, *afin « que tu ne me fasses pas un enfant pleureux et rechigné.* » Elle accoucha peu à près, et dans les premières douleurs, elle chanta un couplet en langue béarnaise.

Cet enfant devint Henri IV. *Vigoureux et infatigable, grâce à l'éducation de son enfance, dit Sully, il ne respirait que le travail, et paraissait attendre impatiemment les occasions d'acquérir de la gloire.* « Il fut élevé au château « de Coarasse, en Béarn, situé dans les rochers et dans les « montagnes. Henri d'Albret voulut qu'on l'habillât et « qu'on le nourrît comme les autres enfans du pays, et « même qu'on l'accoutumât à courir et à monter sur les « rochers. » On dit que pour l'ordinaire on le nourrissait de pain bis, de bœuf, de fromage et d'ail, et que bien souvent on le faisait marcher nu-pieds et nu-tête.

(PÉRÉFIXE.)

peuple qu'il aimait, apprit, en franchissant les roches du Béarn, en supportant la faim, les fatigues, la douleur, à triompher des embûches dressées par le fanatisme pour l'écarter du trône de France.

Une ardeur également active pour tout ce qui est grand, noble, beau ; une haine, un mépris aussi prononcés pour tout ce qui tend à amollir, à corrompre, à dégrader les peuples, se retrouvent aux époques de l'histoire les plus éloignées les unes des autres, dans les climats les plus opposés de mœurs, d'usages, de religion. Ce même Cyrus, encore enfant, donne une leçon de tempérance au vieux roi des Mèdes, son aïeul ; et voyant la table couverte d'une infinité de mets délicieux, il s'écrie qu'Astiage aurait bien de la peine à souper, s'il était obligé de manger de tous ces plats. Il rejette le vin qu'on lui offre, comme un breuvage empoisonné, parce qu'il prive de la raison et rend la démarche chancelante. « Il semblait, observe-t-il au monarque efféminé, après l'avoir vu, lui et ses courtisans, parler, chanter confusément, il semblait que vous eussiez oublié que vous étiez leur roi, et qu'ils ne se souvinssent plus qu'ils étaient vos sujets. » Et cet illustre Thébain, qui, bien que fils d'un ancien roi de Thèbes, passa malgré lui des écoles de la philosophie au gouvernement de sa république ; qui ne se réjouissait de la victoire de Leuctres qu'à cause de la joie qu'elle causerait aux auteurs de ses jours ; qui mourut à Mantinée, heureux de laisser la Béotie triomphante ; ce grand homme qui voulut aussi réformer sa nation pour la rendre invincible ; Épaminondas, invité à un repas somptueux, se fit apporter des mets grossiers, disant à ses amis étonnés : *Je ne veux pas oublier comme l'on vit chez moi.* — *Qui veillerait sur la patrie*, répondait-il une autre fois à ses concitoyens qui, s'abandonnant, près de l'ennemi, au délire des banquets et des fêtes, lui reprochaient de ne point les imiter ; *qui veillerait sur la patrie, si je m'enivrais comme vous ?*

A quelle influence politique et morale les peuples renommés de la Grèce durent-ils donc si long-temps leur prééminence sur les autres peuples, et les lauriers de la gloire, et les palmes des lettres et des arts ? aux institutions vigoureuses que Lycurgue alla puiser chez les Crétois, que Solon, que leurs plus grands philosophes ravirent à la sagesse des nations les plus éclairées alors ; à ces institutions dont le type n'exista sans doute que dans la primitive Égypte, avant que les Pharaons, et les prêtres de Thèbes et de Memphis, ligués contre l'essor de la pensée, eussent créé deux langages, organisé deux cultes, et séparé la race humaine en conducteurs avides, en bétail dégénéré. Ce qui nous a été transmis des longues épreuves que subissaient les initiés aux mystères d'Isis, atteste le prix qu'on attachait à la force physique, aussi-bien qu'à l'énergie morale ; et s'il fallait avoir exercé ses organes musculaires et son intelligence, pour sortir avec avantage de la lutte, où toutes les facultés du néophite se trouvaient si puissamment engagées.

Que de victoires, que de triomphes immortels Sparte, Thèbes, Athènes, durent à leurs fêtes olympiques, aux combats gymniques du stade, à ces luttes sublimes du théâtre où les plus beaux génies de la Grèce accouraient se disputer les palmes du talent! Et l'on s'étonne que la gymnastique fût en si grande vénération chez les Grecs (2).

Nous voyons par les jeux célébrés aux funérailles de Patrocle que, dès le temps de la guerre de Troie, on connaissait tous les exercices enseignés plus tard dans les palestres d'Athènes. Sous le nom de gymnastique, Platon comprend tous les exercices de la guerre. Aristote recommande aux jeunes gens de se livrer aux travaux du gym-

---

(1) Les exercices qu'on pratique dans les gymnases sont ordonnés par les lois, soumis à des règles, animés par les éloges des maîtres, et plus encore par l'émulation qui subsiste entre les disciples. Toute la Grèce les regarde comme la partie la plus essentielle de l'éducation, parce qu'ils rendent un homme agile, robuste, capable de supporter les travaux de la guerre et les loisirs de la paix. Considérés par rapport à la santé, la médecine les ordonne avec succès. Relativement à l'art militaire, on ne peut en donner une plus haute idée, qu'en citant l'exemple des Lacédémoniens; ils leur durent autrefois les victoires qui les firent redouter des autres peuples, et dans ces derniers temps, il a fallu, pour les vaincre, les égaler dans la gymnastique. (*Voyages d'Anacharsis.*)

nase, pour devenir plus sains et plus vigoureux.

La gymnastique était divisée en militaire, en médécinale, en atlhétique. La première enseignait l'art du pugilat, de la lutte, de la course des chars, de la course à pied, du disque, de l'arc, du javelot, et de tout ce qui pouvait servir à assurer une supériorité marquée dans les combats, dans les batailles rangées, à l'attaque comme à la défense des places. La gymnastique médicale avait pour but principal la conservation de la santé ; c'est-à-dire, les courses à pied et à cheval, les bains, les onctions, le saut, la lutte et la promenade. La gymnastique athlétique tendait à augmenter la force et l'adresse des lutteurs, etc.

Peut-être ne sera-t-on pas fâché de retrouver ici la description de ces gymnases des anciens, dont une loi sévère avait fait le sanctuaire de l'innocence et de la pudeur, selon l'auteur, si recommandable du *Voyage d'Anacharsis*, que nous nous trouvons heureux de prendre pour guide.

« Les Athéniens ont trois gymnases destinés à l'institution de la jeunesse : celui du cynosarge, situé sur une colline de ce nom, celui de l'académie, celui du lycée, dont les murs sont décorés de peintures, où l'on voit la statue d'Apollon, divinité tutélaire de ces vastes édifices, entourés de jardins et d'un bois sacré.

» On entre d'abord dans une cour de forme carrée, et dont le pourtour est de deux stades

(189 toises); elle est environnée de portiques et de bâtimens. Sur trois de ses côtés sont des salles spacieuses et garnies de siéges, où les philosophes, les rhéteurs et les sophistes rassemblent leurs disciples. Sur le quatrième, on trouve des pièces pour les bains et les autres usages du gymnase. Le portique exposé au midi est double, afin qu'en hiver la pluie, agitée par le vent, ne puisse pénétrer dans sa partie intérieure. De cette cour, on passe dans une enceinte également carrée. Quelques platanes en ombragent le milieu. Sur trois des côtés, règnent des portiques. Celui qui regarde le nord est à double rang de colonnes, pour garantir du soleil ceux qui s'y promènent en été. Le portique opposé s'appelle Xyste. Dans la longueur du terrain qu'il occupe, on a menagé, au milieu, une espèce de chemin creux, d'environ douze pieds de largeur sur près de deux pieds de profondeur. C'est là, qu'à l'abri des injures du temps, séparés des spectateurs, qui se tiennent sur les plates-bandes latérales, les jeunes élèves s'exercent à la lutte. Au-delà du Xiste, est un stade pour la course à pied....

« Les palestres sont à peu près de la même forme que les gymnases : la lutte, le saut, la paume, tous les exercices du lycée se retracèrent à nos yeux sous des formes plus variées, avec plus de force et d'adresse de la part des acteurs. Parmi les différens groupes qu'ils composaient, on distinguait des hommes de la plus grande beauté, et dignes de servir de modèles aux artistes; les uns, avec des traits vigoureux et fièrement prononcés, comme on représente Hercule; d'autres, d'une taille plus svelte, plus élégante, comme on peint Achille. »

(tom. II, pag. 157, 162, 174.)

S'étonnera-t-on maintenant que dans ces jeux, célébrés à Olympie, qui tenaient le premier rang parmi les fêtes publiques des anciens, parce qu'ils étaient consacrés à Jupiter, le premier des dieux, et parce qu'ils avaient été institués par Hercule, le plus grand des héros; « s'étonnera-t-on que la victoire fût regardée comme aussi glorieuse que l'honneur du triomphe chez les Romains? » (CICÉRON.)

« La couronne d'or qui ceignait le front du « vainqueur olympique, les esclaves, les che« vaux, les vases d'airain, les coupes d'argent, « artistement ciselées, que Thèbes, Tégée, Ar« gos, Sycione et d'autres villes, accordaient aux « athlètes victorieux, n'étaient que la moindre « récompense de leur force et de leur dextérité; « ceux qui avaient mérité le prix, comblés d'é« loges et de présens, devenaient en quelque « sorte l'objet de la vénération publique. Une « palme à la main, vêtus d'une robe nuée de « fleurs éclatantes, précédés d'un héraut qui pro« clamait leur nom, ils foulaient aux pieds, en par« courant le stade, les roses que l'allégresse se« mait sur leurs pas. Un triomphe plus flat« teur encore les attendait dans leur patrie:

« montés sur un quadrige, environnés de l'élite des « citoyens, ils entraient par une brèche dans la « ville, qui se glorifiait de leur avoir donné le « jour. Trois cents chars, attelés de chevaux « blancs, précédèrent celui de l'athlète Exanète. »

(SAINT JEAN CHRYSOSTÔME.)

« Celui qui a été couronné, dit le poëte Xé- « nophane, prend la première place aux spec- « tacles, et pendant sa vie est nourri aux dépens « du public. » Les plus célèbres statuaires briguaient l'honneur de le représenter en marbre ou en bronze, avec les attributs de sa victoire; dans les bosquets de l'Altis, bois sacré qui entourait le temple de Jupiter Olympien, on éleva deux statues à Capros, pour avoir dans le même jour remporté deux victoires. Clitomaque, qui avait triomphé au pugilat, au pancrace, à la lutte, celébré dans les vers du poëte Alcée, vit ses traits respirer sur le bronze, dans les lieux les plus fréquentés de la Grèce. Théagène, selon Pausanias, reçut les honneurs divins. Après la mort de Philippe Crotoniate, les Égestins firent des sacrifices sur son tombeau. Pindare, qui consacra sa lyre à immortaliser ces espèces de combats, nous apprend qu'Anthée, roi d'Irase, en Libye, promit la main de sa fille à celui de ses adorateurs qui surpasserait ses rivaux à la course.

Le peuple romain ne se montra pas moins passionné pour les jeux du cirque, que les républiques de la Grèce. Long-temps les vainqueurs de la terre n'eurent d'autre arène que les bords du Tibre d'un côté, et une palissade d'épées droites de l'autre. Ce qui rendait leurs exercices très-dangereux, et inspira à Tarquin l'Ancien l'idée de construire le premier cirque. Mais, étranges destinées des nations et des maîtres qu'elles se donnent ! les Romains s'essayaient à la conquête du monde sur les bords sauvages du Tibre; dans le cirque grossier de Tarquin; les Romains préludaient à leur asservissement par les hordes du Caucase et de l'Imaüs, dans les amphithéâtres dorés de Néron, les cirques de porphyre et de bronze d'Héliogabale, les vastes naumachies, les immenses colysées de Tibère et de Vespasien, les théâtres et l'hyppodrome de Constantinople.

Nous avons rapporté ce que les Perses, avant d'être corrompus, exigeaient de leurs enfans pour en faire un jour des hommes véritablement dignes de ce nom. Qui ne se rappelle ces Spartiates, bercés dans un bouclier, accoutumés également dès leur naissance à la frugalité, aux privations; à braver, sans pousser un soupir, les douleurs les plus aiguës; qui eussent rougi qu'on leur trouvât un visage efféminé? Tous, hommes faits, adolescens, passaient une partie de leur vie dans les gymnases. Réunis en troupes dans le plataniste, leurs combats, dès l'âge de seize ans, ne se terminaient, sous les regards des magistrats, que lorsque ceux d'un parti se trouvaient réduits à traverser l'Eurotas à la nage. Bientôt ces jeunes hommes se répandaient, les armes à la main, dans les campagnes, pieds nus, exposés aux intempéries des saisons, sans esclaves pour les servir, sans couverture pour les préserver de la fraîcheur des nuits; tantôt ils étudiaient le pays pour le garantir des incursions de l'ennemi, tantôt ils couraient après les sangliers et les autres animaux sauvages. Dans les beaux temps de la république, aux beaux jours de l'empire, l'éducation du soldat romain, des jeunes chevaliers même, était-elle moins rigoureuse?

Afin de ne point laisser l'âme du guerrier s'engourdir dans l'inaction et l'oisiveté, le sénat, les Césars ordonnaient de ranimer ses forces et sa valeur par de fréquens exercices, qui, au milieu même de la paix, lui présentaient l'image, la fatigue et les dangers de la guerre. *Miles in mediâ pace, decurrit sine ullo hoste, vallum jacit, et supervacuo labore lassatur, ut sufficere necessario possit.* (SÉNÈQUE.)

Aussi est-ce du mot *exercitium* (exercice), que vient celui d'*exercitus* (armée), parce que plus des troupes sont exercées, plus elles sont aguerries. Dès que les jeunes Romains avaient pris la robe virile, on les conduisait au champ de mars; et là, on les exerçait selon toutes les règles de la discipline militaire.

« Cette habitude au travail, dès leur jeunesse, rendait les Romains plus propres aux fonctions pénibles de la guerre. Ainsi, ce n'était plus qu'un jeu pour eux de porter des fardeaux très-pesans, outre leurs armes; d'entreprendre des marches très-longues, de creuser des fossés, de faire des circonvallations, et tous les ouvrages nécessaires pour le siége et l'attaque d'une ville. Les jours que les soldats n'étaient point de faction dans le camp, ils s'exerçaient au maniement des armes; ils tiraient de l'arc, lançaient des pierres avec la fronde, et tout armés, disputaient le prix de la course. C'était le moyen de les tenir toujours en haleine, et de ne pas laisser refroidir leur ardeur. Pendant la paix, on leur faisait construire des chemins, ériger des édifices, et bâtir même des cités entières. S'il faut en croire Dion Cassius, qui assure la chose de la ville de Lyon; on en dit autant de la ville d'Augsbourg, en Allemagne, et, dans la Grande-Bretagne, des murailles de Titus et de Sevère, dont il existe encore des restes, ainsi que d'un grand nombre de chaussées magnifiques. Cet usage servait en outre à rendre le soldat plus docile, et à lui ôter l'envie de se révolter. Ce ne fut que la négligence de cette discipline qui causa la perte de la milice romaine. » (PITISCUS.)

Vainement Auguste s'écrie : Varus rends-moi mes legions? Elles étaient tombées sous le glaive de ces Germains que Tacite nous représente, ainsi que les Francs nos aïeux, luttant sur les gazons des campagnes, plongeant dans les eaux du Danube et du Rhin, s'exerçant, nus, à sauter au milieu des lances et des épées.

Plus tard, ces mêmes legions, et les innombrables armées des Goths, des Vandales et des Huns, furent encore anéanties par la hache du Sycambre, le glaive et la lance du Salien, par ces mêmes tribus de Francs, avides de périls et de combats, toujours armés pour la guerre ou la chasse, se plaisant à lutter avec les courans rapides, et que des compagnes dignes d'eux, aux accens prophétiques, suivaient à la guerre, animaient, secondaient dans la mêlée, accompagnaient encore dans le conseil de la nation (1).

Clovis, porté sur le pavois à quinze ans, consacra les cinq premières années de son règne à se former à tous les exercices guerriers. Ce n'é-

(1) Tacite dit, en parlant des Germains et des Francs, que les femmes étaient les témoins et les panégyristes qu'ils voulaient avoir de leurs actions, et que souvent leurs avis dans le sénat, leur courage et leurs reproches devant l'ennemi, avaient valu des succès et la victoire « Je ne prétends « pas, dit Sainte-Foix, que nos Françaises aillent camper; mais « ayant un empire naturel sur nos sentimens, elles peuvent « se rendre très-utiles, en inspirant sans cesse l'amour de « la patrie, et en traitant avec le dernier mépris ces hom- « mes qui veulent déprimer leur nation. »

Une étrangère disait un jour à la femme du roi Léonidas: vous êtes les seules qui preniez de l'ascendant sur les hommes. Sans doute; répondit-elle; parce que nous sommes les seules qui mettions des hommes au monde. J'abandonne à leurs réflexions nos Françaises du jour, qui prétendent que le gouvernement représentatif enlève aux femmes leur influence.

tait que jeux publics, courses de chevaux, combats contre l'urus et les bêtes les plus féroces. L'héritier des Clodion, des Pharamond, tenait constamment en haleine ses soldats, qui, selon la coutume des Francs, endurcis aux fatigues dès leur jeunesse, étaient tous robustes, et tellement agiles, que Sidoine assure qu'ils tombaient sur l'ennemi aussi promptement que le trait qu'ils avaient lancé (1).

Cependant la Gaule conquise se consolait par le beau nom de France. Les droits, usurpés par la violence ou la victoire, avaient transformé ses nouveaux enfans, les uns en seigneurs suzerains, vassaux d'un chef suprême, les autres en vils serfs, enchaînés à la glèbe. Nos coteaux s'étaient hérissés de châteaux forts, de donjons, de moutiers, d'où s'élançaient, comme de son aire l'aigle carnassier sur sa proie, d'avides tyranneaux, couverts d'airain, pour rançonner de faibles campagnards désarmés et tremblans. Le genre humain dégradé semblait reculer vers l'état sauvage; et ce fut ce siècle de fer qui enfanta l'auguste

(1) Le guerrier lançait contre son adversaire l'angon, espèce de javelot dont la pointe, armée de plusieurs crochets, ne pouvait plus se retirer des cuirs du bouclier, et soudain, s'élançant dans l'air, appuyé sur sa longue framée, il tombait comme la foudre devant son ennemi. Le pied sur le bois ferré de l'angon, il forçait ce dernier de se découvrir, et le frappait de son épée ou de sa francisque (hache à double tranchant). On ne saurait avoir oublié le combat de Clodion, dans les martyrs.

chevalerie. Les muses, l'amour pudique, les vertus, l'humanité consentirent à demeurer sur la terre, et le génie de notre monde cessa de désespérer de la civilisation européenne. Accumulant les époques où cette institution, si pure dans son origine, rendit tant de services signalés à la monarchie des Francs, arrêtons-nous à ces temps désastreux où la patrie en pleurs s'indignait de compter les soutiens du trône dans les phalanges haineuses des ennemis de l'état. Modèle de l'antique chevalerie, Charles VI ranimait le foyer d'une vigueur presque éteinte, pour se montrer encore dans les tournois, les armes à la main. Charles VII, son successeur, dut son royaume à son épée, et à la lance de cette pucelle héroïque, qui, de même que l'Hercule thébain, trouva sur un bûcher son apothéose. Au signal d'une bergère armée, les Français croient voir, sous les traits de Pallas, la chevalerie sortir de la tombe; tout se range sous le brillant oriflamme: le monarque, conduit à Reims en triomphe, voit couler sur son front l'huile sainte qui consacra le premier roi chrétien. Le vainqueur de Marignan, le restaurateur des lettres, passa presque toute sa vie dans les camps ou dans les tournois; et le nom de ce modèle des paladins, qui voulut être armé chevalier par Bayard, le nom de François Ier., inscrit dans la liste des neuf preux, ne l'eût point déparée.

Que l'on cesse de considérer comme extraits des romans de la table ronde ces hauts faits d'armes, ces prouesses, ces traits d'une vertu sur-humaine, dont saint Louis dans les fers offrit plus d'un exemple consacré par l'histoire. Ces prodiges, créés par l'éducation chevaleresque antique, ces élévations surprenantes, qui tant de fois firent siéger la bravoure et l'honneur au rang des majestés de la terre, sont constatés dans nos annales; le témoignage de M. de Sainte-Palaye ne saurait être annulé.

« Les progrès rapides que l'on faisait dans la carrière des armes par un exercice continuel ne devaient point être regardés comme de simples conjectures, fondées sur des spéculations politiques purement imaginaires. On a vu des chevaliers, à peine âgés de trente ans, commander des armées. Boucicaut fut maréchal de France à vingt-cinq ans, et Louis de la Trimouille n'en avait que vingt-huit, lorsque, revêtu de la dignité de lieutenant-général du roi, grade supérieur à celui des maréchaux de France, il gagna la bataille de Saint-Aubin du Cormier, et fit prisonnier le duc d'Orléans. Les cours et les châteaux étaient des écoles où l'on ne discontinuait pas de former les jeunes athlètes que l'on destinait au service et à la défense de l'état. Des jeux pénibles, où le corps acquérait la souplesse, l'agilité et la vigueur nécessaires dans les combats; des courses de bagues, de chevaux et de lances, l'avaient disposé de longue main aux tournois qui n'étaient que de faibles images de la guerre. Les dames, dont la présence animait l'ardeur de ceux qui voulaient s'y distinguer, se faisaient un noble amusement d'assister à ces jeux. »

Le récit que nous fait l'historien de la vie de Boucicaut, peut faire juger des exercices par lesquels la jeunesse, endurcie à la peine et à la fatigue, préparait son corps au métier de la guerre : « Maintenant, dit l'historien, en parlant du jeune Boucicaut, il s'essayait à saillir « sur un coursier, tout armé : puis autrefois « courait et allait longuement à pied pour s'accoutumer à avoir longue haleine, et souffrir « longuement travail; autrefois il férissait, d'une « coignée ou d'un mail, grande pièce et grandement. Pour bien se duire au harnois, et endurcir ses bras et ses mains à longuement férir, « et pour qu'il s'accoutumât à légèrement lever « ses bras, il faisait le soubresaut, armé de « toutes pièces, fors le bacinet; et en dansant, « le faisait armé d'une cotte d'acier; saillait, sans « mettre le pied à l'étrier, sur un coursier, armé « de toutes pièces. A un grand homme monté « sur un grand cheval, saillait de derrière, à chevauchon sur les épaules, en prenant ledit « homme par la manche, à une main, sans « autre avantage.... En mettant une main sur « l'arçon de la selle d'un grand coursier, et « l'autre emprès les oreilles, le prenait par les « crins en pleine terre, et saillait, par entre ses « bras, de l'autre part du coursier.... Si deux « parois de plastre fussent à une brasse l'une

« près de l'autre, qui fussent de la hauteur d'une « tour, à force de bras et de jambes; sans autre « aide, montait tout au plus haut, sans cheoir « au monter ni au dévaloir. *Item*, il montait « au revers d'une grande échelle dressée contre « un mur, tout au plus haut, sans toucher des « pieds, mais seulement sautant des deux mains « ensemble, d'échelon en échelon, armé d'une « cotte d'acier; et ôtée la cotte, à une main « sans plus, montait plusieurs échelons... Quand « il estoit au logis s'essayait avec les autres « écuyers à jeter la lance ou autres essais de « guerre, ne ja ne cessait. » (1).

---

(1) Ce récit paraîtra peut-être romanesque à ceux qui ne sont pas instruits de nos anciens usages; il suffit, pour le rendre vraisemblable, de renvoyer aux mémoires de Sully, où l'on voit le détail des exercices dont Henri IV était continuellement occupé, plus de deux siècles après celui de Boucicaut.....

A cette note des mémoires sur l'ancienne chevalerie, ajoutons quelques détails sur l'éducation d'un gentilhomme de ce temps-là: » Dès l'âge de sept ans, on le retirait des mains des femmes pour le confier aux hommes. Afin d'éprouver leurs forces, les écuyers, les damoisels s'exerçaient avec des armes plus légères, la veille des tournois, à des espèces de joutes appelée *vespres du tournoi*, *éprouves* (épreuves), ou *escremie* (escrime): ainsi une éducation mâle et robuste les préparait aux travaux de la guerre. Prouvons que dans ces siècles grossiers, du moins, on sentait encore le besoin d'une éducation virile, par un exemple puisé chez la nation la plus polie de l'antiquité.

« L'éducation, pour être conforme au génie du gouver-

Il fallait, comme on le voit par ce récit, que l'aspirant à la chevalerie réunît en lui seul toute la force nécessaire pour les plus rudes métiers, et l'adresse des arts les plus difficiles, avec les talens d'un excellent homme de cheval.

---

nement, doit imprimer dans les cœurs des jeunes citoyens les mêmes sentimens et les mêmes principes. »

Éducation du fils d'Apollodore

« Lisis apprenait à traverser les rivières à la nage, et à « dompter un cheval. La danse réglait ses pas, et donnait « de la grâce à tous ses mouvemens. Il se rendait assidû- « ment au gymnase du Lycée. Les enfans commencent « leurs exercices de très-bonne heure, quelquefois même « à l'âge de sept ans ; ils les continuent jusqu'à celui de « vingt. On les accoutume d'abord à supporter le froid, « le chaud, toutes les intempéries des saisons; ensuite à « pousser des balles de différentes grosseurs, à se les ren- « voyer mutuellement. Ce jeu, et d'autres semblables, ne « sont que les préludes des épreuves laborieuses qu'on leur « fait subir, à mesure que leurs forces augmentent. Ils « courent sur un sable profond, lancent des javelots, sau- « tent au-delà d'un fossé ou d'une borne, tenant dans leurs « mains des masses de plomb, jetant, en l'air ou devant « eux, des palets de pierres ou des bronze; ils fournissent en « courant une ou plusieurs fois la carrière du stade, souvent « couverts d'armes pesantes. Ce qui les occupe le plus, « c'est la lutte, le pugilat, et les divers combats que je « décrirai en parlant des jeux olympiques. Lisis, qui s'y « livrait avec passion, était obligé d'en user sobrement, « et d'en corriger les effets par les exercices de l'esprit, « auxquels son père le ramenait sans cesse. »

(*Voy. d'Anacharsis*, t. III, p. 32.)

Certes, ils ne craignaient pas que l'on comparât aux tours de force de leurs jongleurs une éducation généreuse, et les moyens enseignés par l'expérience pour augmenter la force et l'adresse; ces paladins de la vieille monarchie, ces Dunois, ces Nemours, ces Duguesclin, que leur bras invincible, leur vigueur infatigable

---

Ne retrouvons-nous pas quelque chose des traditions antiques dans ce passage de nos trouvères?

« Quel est le gentil bachelier qui fut engendré sur un « champ de bataille, allaité dans un heaume, bercé dans « un écu, et nourri de chair de lion. Quel est celui qui « aura le cœur du lion et l'impétuosité du tigre; qui s'en- « dormira au bruit du tonnerre, s'enivrera de fureur dans « un combat, verra son ennemi au travers des tourbillons « de poussière, comme le faucon voit sa proie à travers « les nuages; renversera comme la foudre le cheval et le « chevalier; et de son poing, ainsi que d'une massue, « pourra les écraser? Pour achever une aventure célèbre, « il franchit les monts et les mers. Se présente-t-il dans une « bataille? on fuit devant lui comme la paille légère fuit « devant la tempête; s'il joute, *et c'est toujours sans étrier,* « *s'abat cheval et chevalier.* Souvent il le perce, malgré « les mailles du haubert; et ni fer, ni lance, ni bouclier, « ne peuvent résister à ses coups. Les épées brisées, l'ha- « leine des chevaux fumans, les lances et les hauberts fra- « cassés, voilà les jeux et les fêtes qu'il aime.

« Jamais il ne quitte son heaume; c'est son oreiller pen- « dant son sommeil; ses plaisirs sont de parcourir les « montagnes et les vallées; d'aller seul à pied attaquer les « ours, les lions, les cerfs en rut. »

(*Fabliaux de Legrand d'Aussi.*)

rendirent les plus fermes colonnes du trône des lys, les plus indomptables soutiens de ces Francs qui ne prirent l'abeille et sa ruche pour emblême qu'en mémoire des vigoureux essaims dont leurs aïeux avaient rempli le monde (1).

Tout dégénère : les lois de la chevalerie ne respiraient que l'amour de la religion, de la vertu, de l'humanité ; mais les siècles où elle était la plus florissante furent des siècles de débauche, de brigandage. Armés les uns contre les autres, alternativement oppresseurs ou opprimés, les grands feudataires de la couronne, enorgueillis de la multitude de leurs vassaux, de leurs chevaliers, de leurs écuyers, et même de leurs confraternités d'armes, se prétendirent indépendans du prince, osèrent lever contre leur maître l'étendard de la révolte. Que de fois, au gré de leurs caprices, de leurs passions, d'un intérêt sordide, ne les vit-on pas trafiquer de leurs lâches défections avec l'étranger, ou servir les intérêts de l'usurpation ! Il leur fallut bien regagner par la violence, ce qu'ils perdaient en considération par leurs mauvaises mœurs. Hélas ! déjà la chevalerie avait oublié les préceptes qu'elle-même avait donnés dans son origine, à ses premiers disciples, de s'appliquer également

---

(6) On peut voir, au cabinet des antiques, à la Bibliothéque de Paris, les abeilles d'or trouvées dans le tombeau de Childéric, à Tournay.

aux lettres et aux armes. On ne saurait se faire une idée de l'état d'abjection morale où furent entraînés les gentilshommes les plus distingués par les exploits de leurs aïeux, pour avoir dédaigné la culture des arts de l'esprit (1). Leur ignorance et leur vanité parvinrent au point qu'ils se glorifiaient de ne pas savoir signer leur nom ; le dédain de toute occupation de ce genre devint tel, qu'ils abandonnèrent jusqu'au soin de rendre la justice, jusqu'à l'administration de leurs propres domaines. Leur goût n'était cultivé que par les contes licencieux de leurs ménestrels et de leurs trouvères. Bientôt ces preux, qui de-

(1) Eustache Deschamps (poët. mss., fol. 137), dans une ballade, regrette le temps ancien, où l'étude des arts libéraux, interdite aux serfs, était uniquement réservée aux nobles : alors la noblesse se maintenait en honneur, et faisait des conquêtes glorieuses, par le pouvoir que la science ne peut manquer d'avoir, quand elle est jointe aux armes. Autrefois les jeunes gens de noble race passaient les vingt premières années à s'instruire, puis recevaient la chevalerie. Aujourd'hui, on commence leur éducation par les mettre à cheval ; on ruine leurs tempéramens par les excès de la gourmandise et autres. Livrés à toutes leurs passions et à l'amour du jeu, ils ont abandonné la science aux serfs, qui, par ce moyen, ont acquis sur eux l'empire, et les ont asservis à leur tour. Chaque couplet qui contient ces plaintes, est terminé par ce refrain :

Car chevaliers ont honte d'être clercs. (*Savans, éclairés*).

Ailleurs il plaint le sort des nobles et gens de guerre, sous le gouvernement des clercs, dispensateurs des grâces du

vaient consacrer leur vie à protéger la faiblesse, l'innocence, la beauté, contre les attentats du vice et de la violence, dédaignant des fatigues que leur corps n'était plus capable de supporter, sacrifièrent sans pudeur au luxe, à la mollesse, à la volupté. Saint Louis a gémi de voir la débauche établir ses bazars près de sa tente, dans la plus sainte des croisades (1).

« La chevalerie ne tarda pas à être prodiguée à des jeunes gens dont l'âge n'égalait point les années que les écuyers des temps antérieurs

---

roi, et s'indigne contre les prélats du temps, devenus trop *curiaux* (courtisans), et *mondains*, abandonnant leurs évêchés, leurs bénéfices, pour vaquer à des offices séculiers.

Et certes ces reproches d'ignorance n'étaient que trop fondés.

On voit dans ces temps-là un gouverneur de place assez ignorant pour être obligé de se faire lire un ordre important; et Duguesclin, le premier homme de l'état et de son siècle, n'en savait pas davantage. Étant assiégé dans Rennes, et recevant un hérault de la part du duc de Lancastre, qui lui apportait un sauf-conduit pour venir parler à ce prince. *Il prit le sauf-conduit, et le bailla à lire; car riens ne savoit de lettres, ni oncques n'avoit trouvé maistre de qui il se laissast doctriner. Mais les vouloit tousjours férir et frapper.*

(*Sainte-Palaye*, tom. 2, p. 87.)

(1) « Le moine de Vigeois, vers 1180, en parlant de la licence qui régnait alors parmi les troupes, comptait dans une de nos armées jusqu'à quinze cents concubines. »

avaient coutume de consommer dans un exercice continuel des armes. On la conférait à des enfans de dix ans, et même de sept. Il n'était plus question de s'informer ni de la probité, ni des mœurs des hommes nouveaux, enrichis des dépouilles de l'état, parvenus par l'intrigue et la bassesse. »

« L'honneur de la chevalerie (selon Eustache » Deschamps) devint si commun, que chacun » crut pouvoir s'en arroger le titre de sa seule » autorité. Un homme de rien, prenant l'épée, » prenait en même temps le titre d'écuyer; pour » peu qu'il l'eût portée, il tranchait du cheva- » lier. » Encore, si cette épée eût servi l'état, on aurait pu dissimuler ce désordre : mais non, elle n'était la plupart du temps employée qu'au pillage, au brigandage, à l'oppression du peuple. » (Sainte-Palaye.)

Ainsi, par le concordat de François premier, la mitre des évêques, la pourpre des cardinaux, patrimoines de familles privilégiées, se virent prodiguées à l'enfance, et ce droit sacré de diriger les âmes, que dans les premiers siècles de l'église l'assemblée des chrétiens n'accordait par élection qu'au plus vertueux, fut transmis comme un apanage, un second *majorat*, aux puînés des grands du royaume. Ainsi, sous ce règne corrupteur, qui couva notre formidable révolution, l'avidité de courtisans mercenaires extorquait à l'insouciance royale les récompenses, les honneurs militaires et civils, dont le mérite modeste, la valeur indigente se trouvaient déshérités; et le vice heureux, l'intrigue rayonnante, s'applaudissaient de voir d'impudiques marquises trafiquer des croix et des brevets de colonel. Ainsi naguère, sous nos yeux, quand la France souriait de mépris et de pitié à de pareilles prostitutions des grades et des dignités guerrières, quelques hommes s'élevant contre des lois qui ne promettent l'avancement qu'au mérite.... Tâchons du moins que de tels abus, signalés tant de fois chez nous, comme chez nos voisins, cessent à l'avenir d'étouffer les semences d'énergie sociale, les généreux germes que nos malheurs mêmes ont fait éclore (1). Relevons, retrempons les âmes; et lorsque, pour l'Europe entière, tout paraît devoir hâter le perfectionnement de la race humaine; par les excès de quelques passagers turbulens, ou les inquiétudes pusillanimes d'un pilote maladroit, n'arrêtons point la marche du navire.

En interprétant les opinions de certains publicistes, tout être qui pense serait l'ennemi de

(1) Dans les guerres civiles, il se forme souvent de grands hommes, parce que dans la confusion, ceux qui ont du mérite se font jour; chacun se place et se met à son rang, au lieu que dans les autres temps on est placé, et on l'est presque toujours tout de travers.

(MONTESQUIEU, *Grandeur des Romains*.)

l'autel et du trône. A entendre ces moralistes de si bonne foi, les peuples ne sont jamais plus heureux que lorsqu'on les maintient dans l'ignorance et l'obéissance passive; et le nègre esclave, déchiré sous les fouets à Saint-Domingue, devait bénir la main qui le ravissait à ses savannes impénétrables. Ainsi l'on irait jusqu'à nier et l'influence des modes sur les mœurs, et l'influence des mœurs sur la santé, et l'influence plus directe d'institutions robustes, et d'une éducation athlétique sur le caractère moral des nations! Hélas! ces républiques si vantées, ces vastes monarchies que leurs discordes intestines, leurs controverses théologiques, et plus encore l'oubli des vertus antiques, l'extrême corruption en un mot, rendirent la proie d'une poignée de barbares, après les avoir long-temps livrées aux caprices de tyrans, la honte de l'humanité, nous prouvent jusqu'à l'évidence que sous tous les climats, les mêmes causes produisent les mêmes effets.

A Sparte, où l'austérité des mœurs égalait l'austérité des lois, la dégénération des institutions de Lycurgue amena la chute de l'état. Frugal par vertu plutôt que par nécessité, modéré dans l'usage du vin, pour n'avoir, disait-il, jamais besoin de la raison d'autrui, un Lacédémonien trouvait son brouet noir excellent, quand un violent exercice, avant le repas, avait fourni l'assaisonnement. Toute parure était bannie de leurs habits: les rois, les magistrats, les derniers citoyens paraissaient également couverts d'une laine grossière. Ils s'amollirent et cessèrent d'être l'effroi de leurs ennemis. « Les Lacédémoniens ne sont plus invincibles, disait le poëte Antiphane ; les réseaux qui retiennent leurs cheveux sont teints en pourpre. » Chez eux, à mesure que les mœurs s'altèrent, le faux honneur ne connaît plus de frein. Leurs jeunes gens n'ont plus qu'un courage d'ostentation : ils bravent les verges et la mort aux autels de Diane, ils ne sont plus honteux de fuir devant l'ennemi. La mère du Spartiate, qui n'osait exhaler un gémissement, en voyant son fils porté mourant sur son bouclier, prétend dompter la nature, et, de peur de paraître faible, se montre féroce. Leurs filles, dont la pudeur virginale ne craignait point d'être souillée, en luttant sans voile et et demi-nues dans l'arène, en présence des magistrats et du peuple; et cependant si étrangères à toute coquetterie, qu'un riche vêtement eût suffi pour les flétrir à leurs propres yeux ; leurs femmes, d'une beauté sévère, imposante, chez lesquelles Phidias n'eût trouvé de modèles que pour sa Minerve; plus admirables par tant de traits de grandeur d'âme, d'élévation de caractère ; devenues athéniennes par l'habitude de la mollesse, du luxe et des plaisirs, remplissent la ville de confusion et de terreur, à l'aspect de l'armée d'Épaminondas. On avait négligé les jeux palestriques à Athènes ; les luttes de Lycurgue avaient dégénéré en pratiques voluptueuses à Lacédémone, quand quelques légions romaines triomphèrent des Grecs divisés. N'a-t-on pas vu ces mêmes Romains, vainqueurs de la terre, se laisser dompter à leur tour par l'opulence et les plaisirs. Efféminés, mais braves encore, les jeunes chevaliers appréhendaient d'être blessés au visage par les vétérans de César. « Nous avons vu, dit Montesquieu, que jusqu'aux empereurs, le peuple romain avait été si belliqueux, que les armées qu'on levait dans la ville, se disciplinaient sur-le-champ, et allaient droit à l'ennemi. Dans les guerres civiles de Vitellius et de Vespasien, Rome, en proie à tous les ambitieux, et pleine de bourgeois timides, tremblait devant la première bande de soldats qui pouvait s'en approcher. » Enfin dans cette capitale du monde, qui seule avait enfanté des armées pour arrêter Annibal, Honorius ne put former une légion qu'en affranchissant les esclaves qui consentaient à s'enrôler.

L'abus de la civilisation, l'excès de la corruption conduisent les nations à l'indifférence sur leur sort, et les particuliers à l'insouciance, à l'égoïsme. Lorsque les Tibère, les Séjan proscrivaient à leur gré les têtes des voluptueux sénateurs de Rome; quand les prétoriens, forts des libéralités impériales, vendaient à l'encan le trône des Césars, on vit la population de Rome, rangée autour des deux armées, applaudir avec une curiosité féroce, au sanglant combat que ces mêmes légions de Vespasien et de Vitellius se livrèrent dans l'enceinte même du champ de Mars. Plus tard, devenues, à force de vexations, indifférentes sur le choix de leurs maîtres, les cités gauloises refusaient de porter des secours aux colonies romaines, à leurs propres concitoyens saccagés par les Vandales et les Huns, et répondaient à leurs magistrats, à leurs évêques, qui leur prédisaient un destin pareil : *Les jeux du théâtre et les banquets de la joie* (1) ! De même, dans notre Europe actuelle, non loin des provinces ravagées, des cités croulant sous l'obus, des beautés mondaines, parées comme pour un jour de gala, rayonnantes de pierreries, guettaient d'un œil avide, dans les promenades à la mode, l'arrivée d'un ennemi victorieux; et des hommes, qui se disaient l'élite de leur nation, se pressant au-devant des cohortes sanglantes encore du

(1) « Sylla et Sertorius, dans la fureur des guerres civiles, aimaient mieux périr que de faire quelque chose dont Mitridate pût tirer avantage ; mais dans les temps qui suivirent, dès qu'un ministre ou quelque grand crut qu'il importait à son avarice, à sa vengeance, à son ambition, de faire entrer les barbares dans l'empire, il le leur donna d'abord à ravager......

» Il n'y a point d'état où l'on ait plus besoin de tributs que dans ceux qui s'affaiblissent, de sorte que l'on est obligé d'augmenter les charges à mesure que l'on est moins en état de les porter ; bientôt, dans les provinces romaines, les tributs devinrent intolérables.

» Il faut lire dans Salvien (v^e. livre, *de Gubernatione dei*) les horribles exactions que l'on faisait sur les peuples.

meurtre de leurs concitoyens, paraissaient fiers d'en guider les chefs, qui rougissaient pour eux de tant de bassesse.

Et les gouvernemens eux-mêmes pourraient craindre d'établir des institutions seules capables de recréer chez eux un esprit public, si essentiel à la stabilité des empires! et nous hésiterions en France, alors même que l'impulsion que nous sommes accoutumés à communiquer, est donnée par des peuples beaucoup moins avancés que nous dans leur éducation constitutionnelle!

Bannie de nos contrées par les habitudes sociales, par les délassemens corrupteurs des règnes qui ont précédé l'ère actuelle, la gymnastique

---

Les citoyens, poursuivis par les traitans, n'avaient d'autre ressource que de se réfugier chez les barbares, ou de donner leur liberté au premier qui la voulait prendre. (*Voyez*, dans l'ambassade écrite par Priscus, le discours d'un Romain établi parmi les Huns, sur sa félicité dans ce pays-là.)

» Ceci servira à expliquer, dans notre histoire française, cette patience avec laquelle les Gaulois souffrirent la révolution qui devait établir cette différence accablante entre une nation noble et une nation roturière; une nation qui se réservait la liberté et l'exercice des armes, et une autre destinée par la loi de sa servitude à cultiver les champs, auxquels chaque particulier devait être attaché pour jamais. Les barbares n'introduisirent guère rien qui n'eût été plus cruellement exercé avant eux. »

(Montesquieu, *Grandeur des Romains.*)

devait se réfugier parmi les peuples des montagnes. Une petite nation, la première en Europe qui parvint à s'affranchir de l'esclavage intolérable de ses baillis féodaux; long-temps garantie des invasions de la puissance par ses glaciers et ses neiges éternelles, des séductions du luxe par sa pauvreté, avait su conserver l'innocence de ses mœurs au milieu des vices de l'Europe. Là, à chaque pas, la vieillesse, l'enfance, remplies d'un religieux amour pour des lois cimentées du sang de leurs pères, vous racontent, en montrant quelques pierres, un arbre, un rocher, une chapelle, ces combats, ces victoires remportées sur les innombrables armées de la noblesse et des archiducs, par quelques phalanges de guerriers terribles, embrasés du feu sacré de la liberté, et dont la pratique constante des exercices athlétiques avait centuplé les forces et l'énergie. Ces exercices ont conservé tout leur ascendant sur les fils des généreux Helvétiens. Vers le centre de la chaîne granitique connue sous le nom d'Oberland bernois, parmi les peuplades alpines de l'Entlibouck, si remarquables par l'énergie de leur caractère, par l'originalité de leur esprit satyrique et jovial, la lutte, le saut, la course, sont en usage dans des fêtes auxquelles prend part toute la contrée. Ces fêtes, les plus remarquables, ont au moins lieu sept fois par année, soit dans les gras pâturages du Soremberg, soit sur les cimes religieuses de Wittembach ou de Schupfen. Au milieu des chalets élevés du Scheideck, sur l'Eugsteln-Alpe, les habitans de l'Unterwald, ceux du Hasli, les robustes bergers du Grindelwald, défient à des joues aussi vantées et les plus forts combattans de l'Entlibouck, et les pasteurs les plus intrépides de l'Emmenthal. Les noms de ces lutteurs célèbres sont dans toutes les bouches : Heineli, Roth de Schupfen, Brun, Disler d'Entlibouck et Vogel de Hasli, étaient, sur la fin du dernier siècle, des athlètes réputés invincibles. Le dernier triompha pour la première fois à dix-huit ans, et ne trouva de vainqueur pendant trente années ni dans l'Entlibouck ni dans les pays voisins. Enfin les plus exercés d'entre eux, donnent à Berne, sur les remparts, le spectacle d'une lutte olympique. Tous les ans, ce jour qui est le lundi de Pâques, est solennisé avec une joie plus vive; et cette année même, à cette antique fête bernoise, où tous les rangs, tous les états, tous les cœurs prenaient part jadis, les lutteurs de l'Oberland, de l'Emmenthal et de l'Entlibouck se firent remarquer autant par leur grand nombre que par leur stature colossale (1).

Lors des dissensions civiles de la Suisse, à

(1) La fête du lundi de Pâques inspira cette année l'intérêt le plus vif. Dans la matinée, le spectacle de la gymnastique des Alpes fut donné par les bergers dans un cirque destiné à cet usage, sur la promenade de Berne, où la distribution du terrain permettait de placer les nombreux

l'époque du directoire français, M. Clias, chef d'artillerie légère du canton de Berne, avait été envoyé avec un détachement à Inderlach; craignant que l'inaction n'abâtardît ses sodats, il

---

spectateurs, de la manière la plus avantageuse. Les exercices commencèrent par la lutte. Vingt et un couples de lutteurs, formant plusieurs groupes, selon leur force présumée, et distribués sur divers points de l'arène, engagèrent différens combats, afin que l'on pût choisir et admettre à la grande lutte les plus forts. Huit de ces lutteurs, de forme athlétique, ayant triomphé de leurs antagonistes, furent destinés à lutter entre eux pour concourir aux prix.

Quatre bergers de l'Oberland, et quatre de l'Emmenthal, se trouvèrent ainsi opposés les uns aux autres; et un fait bien remarquable, c'est que trois des lutteurs de l'Oberland renversèrent, chacun deux fois desuite, leurs adversaires. Il ne restait plus que le dernier couple. La victoire demeura pendant quelque temps indécise; mais à la fin, l'Emmenthalois réduisit l'athlète de l'Oberland à lui abandonner la victoire.

Ensuite parurent les discoboles; l'un d'eux lança d'une seule main une pierre du poids de quatre-vingt-quatre livres, à seize pieds de distance. Ce fut lui qui remporta le prix.

Plusieurs pâtres, jouant de la trompe des Alpes, donnaient le signal du combat, et exécutaient les fanfares de la victoire.

A peine ce spectacle était-il achevé, qu'un autre encore plus intéressant commença: tous les élèves du collége, ainsi que ceux de la maison des orphelins, se rassemblèrent dans la cour de l'académie; delà, on les conduisit en troupes, au son d'une musique militaire, aux lieux

imagina de les soumettre à des exercices réguliers, d'ajouter à leur force, à leur adresse par la lutte; la voltige, la natation. Les militaires des cantonnemens voisins se mêlèrent bientôt avec eux : la foule toujours croissante des habitans se portait sur leurs pas. Les bergers les plus adroits, les plus forts jouteurs des hameaux voisins, impatiens de s'essayer avec des guerriers accouraient à ces luttes innocentes. Plus d'une fois provoqué, M. Clias, qui voulait offrir en même temps le précepte et l'exemple, descendit avec les plus renommés dans l'arène. Il ne tarda

---

destinés à la gymnastique de la jeunesse. On commença par l'exercice du mât de cocagne; les différens jeux d'adresse suivirent, chacun se présentait, son prix à la main, devant une société d'hommes respectables, qui formait le tribunal. On inscrivait le nom du sujet, son âge, et le genre de victoire qu'il avait remportée. L'un des juges, dans un discours paternel, l'encourageait à cultiver d'aussi heureuses dispositions. Des fanfares donnèrent le signal des chœurs que les enfans étaient destinés à chanter : ces chants pieux et moraux exprimaient l'enthousiasme, l'union, la concorde, l'amour de la patrie. Bientôt tous les spectateurs, frappés comme par une étincelle électrique, se mêlèrent spontanément aux chants de la jeunesse, et cette fête, qui n'était destinée que pour l'adolescence, devint la fête de tous les âges et de tous les rangs. Il semblait qu'une nouvelle vie animât toute la population. Non-seulement les exercices du corps embellirent la fête; mais les jouissances de l'âme se communiquèrent des enfans aux spectateurs, qui voyaient dans chaque vainqueur un fils, un frère, un parent ou un ami.

pas à s'apercevoir de l'augmentation surprenante de ses organes musculaires; une pensée rapide, lumineuse, lui fit sentir qu'il suffirait peut-être de cette première impulsion donnée à l'esprit national, pour arracher, avec le temps, les âmes de ses concitoyens à l'état de torpeur morale dans lequel on les tenait alors. Ses efforts et les essais tentés dans le canton de Berne, et dans quelques autres villes, fixèrent l'attention des gouvernemens étrangers. Après les désastres de 1812, la Prusse, convaincue, par sa propre expérience, de la nécessité d'améliorer l'éducation physique et intellectuelle du peuple, envoya des professeurs se pénétrer à Yverdun de la nouvelle méthode de Pestalozzi. Maintenant, c'est à Berlin que se trouve la plus grande école de gymnastique, et c'est Jahn qui en est le chef. Des ouvrages marquans ont paru, des professeurs célèbres dans la Saxe, dans les cercles voisins,

---

Lorsque les chants eurent cessé, on conduisit la troupe joyeuse dans une salle, où une collation frugale les attendait. Les fenêtres étaient garnies de transparens, représentant les hauts faits de leurs ancêtres. Des devises, écrites au bas, courtes et énergiques, renfermaient toutes un sens moral, à la portée des jeunes gens, qui s'en retournèrent chez eux l'imagination remplie des images les plus propres à faire germer en eux tous les sentimens, toutes les vertus qui doivent animer l'homme destiné à défendre un jour, peut-être, les plus chers intérêts de son pays.

(Extrait du journal de Berne, nos. 17 et 18. Avril 1819.)

ont successivement mis au jour des systèmes ingénieux, et d'une application plus ou moins facile. Les partisans et les adversaires de la gymnastique inondent maintenant l'Allemagne de leurs écrits (1). Tout récemment le gouvernement prussien, en fermant les palestres jusqu'à l'organisation définitive de l'instruction publique, a déclaré que les exercices gymnastiques seraient introduits dans toutes les écoles, comme for-

---

(1) Le médecin Guts-Muths, à qui l'Allemagne est redevable de l'introduction des exercices gymnastiques dans l'éducation des jeunes gens, a publié trois ouvrages importans : *Gymnastick* (la Gymnastique); *Turnbuck* (le Manuel des exercices gymnastiques), destiné particulièrement aux professeurs; et *Katechismus der turnkunst* (Catéchisme gymnastique), c'est un abrégé du précédent, pour servir de guide aux gymnastes dans leurs exercices.

L'ouvrage de Jahn a pour titre : *die Deutsche turnkunst* (la Gymnastique des Allemands). Eiseler, qui a coopéré beaucoup à la rédaction, est auteur de l'*Espadon* des Allemands (*das Deutsche hiebfechten*).

Il serait difficile de traduire la gymnastique de Jahn, car il a créé pour ses différens exercices une infinité de mots, qu'il faudrait créer de même, et dont les dictionnaires n'offrent aucune interprétation. Jahn est loin d'être un professeur vulgaire; l'esprit de Pestalozzi se retrouve dans tous ses exercices; mais son zèle, à ce qu'il paraît, l'aurait entraîné trop loin. Il a voulu faire de la gymnastique l'essentiel de l'éducation, et plusieurs de ses élèves sont devenus des *exclusifs* qui ne souffrent parmi eux personne qui ne parle le pur allemand, sans mélange de mots

mant une partie essentielle de l'éducation. En Danemarck, ces mêmes exercices ont été introduits dans les régimens dès 1804; et, des écoles normales, où ils sont enseignés avec soin, ils se répandent dans toutes les classes du peuple. Chez nous enfin une ordonnance royale vient d'enjoindre à tous les corps de l'armée d'envoyer à Paris des hommes destinés

---

étrangers, et surtout de français, qu'ils ont en horreur. Jahn, en se donnant pour régénérateur, n'a point apporté des idées justes de l'ordre social, tel qu'il existe encore; il a frondé avec trop peu de ménagement des préjugés, des abus, qu'il n'appartient qu'au temps de détruire. Il a trouvé des enthousiastes parmi ses élèves et ses admirateurs, qui ont été beaucoup plus loin que lui; c'est ce qui a provoqué la guerre de plume, qui est maintenant si animée dans quelques parties de l'Allemagne. On voit du reste, dans l'écrit du docteur Passow, professeur à l'université de Breslau, où les assertions des détracteurs des nouveaux systèmes d'éducation sont réfutées avec un talent très-distingué, que chez nos voisins, comme en France, les gouvernemens ne manquent pas de rencontrer de vigoureuses oppositions, lorsqu'ils cherchent à augmenter le bien-être des peuples qui leur sont confiés. « Le succès, « dit le docteur Passow, avec lequel s'accroît la renommée « de la gymnastique, malgré tant d'obstacles et tant de « contrariétés de toute espèce, est un augure certain d'un « avenir plus propice. Elle ne pourra dorénavant trouver « de détracteurs que parmi ces hommes égoïstes et vivant « d'abus, à qui le développement, tant physique que « moral, de la génération naissante, doit nécessairement « paraître redoutable, puisque cette génération s'élève en « effet pour leur ruine. »

à être initiés aux études gymnastiques et qui retourneront ensuite former les soldats de leurs régimens. Espérons que bientôt aussi, comme en Suisse, en Prusse, en Danemarck, des professeurs agiles, dressés dans de vastes écoles sur la Seine, et répartis successivement dans chaque division militaire, montreront l'art indispensable de la natation à nos jeunes guerriers (1). Gardons-nous d'oublier que les Celtes, nos aïeux, ont souvent traversé à la nage le Rhône, le Rhin, le Rubicon, et que, sans les gardiens ailés du Capitole, le Gaulois franchissant le Tibre, arrêtait les destins de Rome, changeait le sort de l'univers.

Pourquoi la capitale de la France, pourquoi Lyon, Bordeaux, Marseille, toutes nos grandes cités n'auraient-elles pas de vastes gymnases, de magnifiques prytanées, où, grâce à une sage

---

(1) Dans la grande école de natation, réunie à l'école de gymnastique de Jahn, à un quart de lieue de Berlin, tout a été réglé, prévu avec tant de soin, qu'outre qu'il ne peut y arriver d'accidens, on apprend en très-peu de temps à vaincre la fatigue, à braver tous les périls.

En Danemarck, dans le courant de 1818, l'institution militaire a formé quatre-vingt-trois maîtres destinés à enseigner l'art de nager, dans les diverses garnisons du royaume. Ils ont appris à plonger à une profondeur de quatorze à vingt pieds, à nager sous l'eau à une distance de quatre-vingts à cent aunes. Il ont même été exercés à nager tout habillés, équipés et armés, ou portant un

distribution des forces du corps, des richesses de l'intelligence, on verrait bientôt disparaître sans retour des abus long-temps et inutilement signalés autrefois, alors qu'une jeunesse impatiente, enchaînée sur les bancs dès l'aurore, soumise à un mauvais régime diététique, contractait trop souvent des infirmités pour sa vie entière? ou plutôt, pourquoi n'attacherait-on pas à chacun de nos colléges un professeur de gymnastique, qui arriverait, tout formé, d'une école normale établie dans la capitale? A Yverdun, dans les jardins du vieux château qu'habitait le vertueux Pestalozzi et ses élèves, les instrumens adoptés pour les exercices gymnastiques ont d'abord frappé mes yeux; j'ai vu à Hoffwil, devenu si célèbre par les institutions agronomiques de M. de Fel-

---

homme sur le dos. » Dans les diverses institutions, tant civiles que militaires, de Copenhague, on compte 2057 individus qui ont appris à nager dans le courant de l'année derniere. » (*Revue encyclopédique*, 4e. cahier.)

On parle dans toute l'Allemagne du vieux colonel Pfuhl, que nous vîmes à Paris en 1815, et qui est maintenant directeur de l'école de natation de Berlin; on trouve admirables la force et l'adresse, avec lesquelles les soldats, l'ayant à leur tête, nagent et font des exercices militaires avec leurs armes, leurs uniformes. Mais bien avant 1815, (et nos journaux le rapportèrent dans le temps), les grenadiers de la vieille garde, cantonnés à Courbevoie, d'eux-mêmes et sans professeurs, s'apprirent à nager, d'abord nus, puis habillés, et arrivèrent au point de traverser ainsi, en manœuvrant en corps, et chargeant leurs armes, la rivière, très-rapide en cet endroit.

lemberg, un gymnasiarque, élève de M. Clias, exercer chaque jour les nombreux disciples d'un sage à qui les plus grands seigneurs de l'Allemagne, de la Russie, s'empressent de confier leurs enfans.

Il est bien temps que des hommes d'un vrai mérite abandonnent, au moins par pudeur, un champ de bataille où ils combattent avec trop de désavantage. Les mœurs, la religion, la saine politique, qu'on voudrait nous faire croire anéantis par les nouveaux systèmes, ne sauraient au contraire trouver un plus sûr refuge qu'au sein des institutions nouvelles. Rions des efforts d'insensés pygmées qui s'imaginent, en remontant sur leurs échasses, égaler la taille d'Hercule. Le Français de la révolution s'est affranchi des fourches Caudines, il a retrouvé la grande charte du genre humain.

Prétendrait-on que de nos jours l'organisation humaine, faible, debilitée, ne saurait supporter un régime généreux? Faudra-t-il renoncer à faire de nos enfans des êtres qui pensent, qui agissent!..... Non : nous étions trop corrompus pour ne pas devenir austères. Mais l'excessive tyrannie, de quelque nom qu'elle décore ses actes, enfante l'indépendance, et de l'extrême dégradation d'un peuple peut sortir sa régénération. C'est auprès des Perses dégradés, au sein de la Grèce amollie, que le génie de Lycurgue enfanta la réforme de Lacédémone. En France, les saturnales de la cour du régent alimentent le rigoureux jansénisme, érigent la trappe, et l'encombrent de pécheurs convertis, comme en d'autres temps les excès de Rome corrompue avaient peuplé la Thébaïde, et fondé la cité vierge d'Oxirinque (1).

Ces courtisanes, aussi célèbres par leur esprit que par leurs appas, qui justifiaient en quelque sorte les prodigalités de leurs adorateurs, en consacrant aux cités qui les avaient vu naître des portiques, des monumens d'utilité publique; ces voluptueuses épouses des Grecs, qui traînaient à leur char, consultaient sur la mode nouvelle les baptes, ces prêtres efféminés, ne ressemblaient que trop à nos délicieuses marquises, si vaines autrefois de voir présider aux mystères de leur toilette nos petits collets, nos charmans abbés poudrés, musqués, fardés, l'opprobre du sacerdoce. Les Léontium, les Laïs, les Aspasies se drapaient avec ces mêmes tissus d'Orient, dont nos beautés se décorent aujourd'hui sous le nom de schals. Aux temples, au théâtre, vêtues de ces tuniques transparentes que Varron appellait *vitreas togas* (robes de verre), de cette gaze diaphane, nommée par Publius Syrus *ventum textilem* (vent tissu) accouraient les petites maîtresses d'Athènes, les merveilleuses de Rome (2),

(1) Arnauld d'Andilly, *Vie des Pères du désert*.

(2) Juvénal leur reproche des vêtemens transparens, et de mettre tout l'univers à contribution pour leurs parures et leurs plaisirs.

« Les femmes se croient dépourvues d'agrémens si elles

façonnée au joug des Césars. Regardons autour de nous, ou plutôt reportons-nous par la pensée à ces temps de délire républicain, où la faiblesse directoriale, ne tuant point, mais exilant, se fortifiait de tout le prestige des voluptés, essayait de transformer la capitale en moderne Sybaris.

Maintenant, quelle femme, fût-ce même une courtisane, oserait se présenter comme alors, en tunique ondoyante, des bagues, des diamans aux doigts du pied ; la mousseline, la dentelle, dissimulant à peine des formes ravissantes, à nos bals, à nos fêtes, dans les jardins ou le palais du monarque ? Nos jeunes gens grasseyent moins. L'espèce éthiolée qui portait des besicles quand il fallait se battre des uniformes, des croix et des moustaches quand il n'existait plus d'armée, ose bien, de temps à autre, se montrer avec des poitrines postiches, des corsets désho-

---

« n'ont l'air grec. Qui ne sait qu'elles ont la manie de porter le manteau tyrien, et de se frotter d'huile ?.... De quelles sources proviennent ces monstrueux désordres ? Une humble fortune conservait autrefois l'innocence des latins; de longs travaux, un sommeil court, les mains endurcies à travailler la laine, Annibal aux portes de Rome, et leurs maris en sentinelles près la porte Colline, garantissaient leurs cabanes des atteintes du vice. Nous subissons à présent les maux inséparables d'une trop longue paix; plus cruelle que le glaive, la volupté dégrade notre empire et venge l'univers asservi. »

norans. Nos petits maîtres ne s'aperçoivent point encore assez du mépris dont ils se couvrent aux yeux de l'Europe, en voulant se donner l'air étranger, et paraître anglais ou russes à Paris. Enchantés d'aller chercher à Londres, parmi les singes maladroits qui copiaient nos modes et nos travers, les costumes baroques, qu'à force de goût ils tentent de rendre supportables en France, la plupart sont loin de soupçonner que tant de sacrifices à la frivolité bientôt ne leur laisseront pas même le dédommagement stérile de fixer un moment l'attention.

Les épreuves terribles que nous avons subies ont fait des trois quarts d'entre nous des hommes, et des hommes dans toute l'acception du mot. Que les femmes, celles du moins qui sont françaises par le cœur, nous imitent; et elles reprendront aussitôt sur nous cet empire qu'elles redoutent tant de perdre, et qu'elles ne durent jamais qu'à l'ascendant suprême de la beauté, des grâces et de la vertu. Que la jeune vierge cherche, dans l'étude des arts, d'innocens délassemens et non des ressources pour séduire et s'énivrer d'éloges contagieux. Que l'épouse pudique mette son luxe dans ses enfans, sa félicité, ses triomphes dans l'affection, dans l'estime de son époux; qu'elle apprenne de bonne heure à sa fille à essuyer les larmes de l'infortune, à devenir l'appui de la vieillesse indigente, du valétudinaire gémissant isolé sur un lit de douleur; et cet amour céleste, que la femme sensible est si fière d'inspirer dès l'aurore de ses attraits ; et ces respects publics, cette vénération profonde, charmes consolateurs d'une vieillesse qui ne redoutera plus l'abandon, embelliront promptement pour elle la perspective jusqu'alors effrayante de l'avenir.

Alimentons les sources du commerce et de l'industrie, mais par un luxe fructueux, mais par l'accroissement réel et non factice des produits de la richesse. Ayons, puisqu'il le faut, des modes, varions-les même à l'infini ; mais que ces modes deviennent dignes d'un peuple fier de ses lois et de son gouvernement (1). Tout agit et réagit chez les nations, sur les arts, sur les lettres ; tout influe jusqu'au costume. A Rome, Sénèque succède à Cicéron ; Claudien est mis au-dessus de Virgile. L'architecture, dégénérée dans le bas-empire, si florissante sous Louis-le-Grand, dégénère aussi sous Louis XV. « Lorsque Julien voulut mettre de la simplicité et de la modestie dans ses manières, on appela oubli de la dignité ce qui n'était que la mémoire des anciennes mœurs. (Montesquieu.) Les empereurs d'Orient avaient

---

(1) Dans l'édit que notre Henri IV, qu'on n'accusera pas de s'être montré peu galant avec les dames, voulut opposer au luxe effrayant et honteux qui survivait aux turpitudes de Henri III, on lit avec satisfaction cette phrase : *Défendons tels ajustemens à toutes femmes, excepté aux filles de joie, de l'honneur desquelles ne nous enquérons.*

adopté la robe longue des Perses et des mages, quand ils se laissèrent imposer des tributs par les Goths. » Les vieux soldats d'Alexandre s'indignaient que le vainqueur d'Arbelles, que le conquérant du monde affectât de porter la robe longue des Perses, et choisît sa garde parmi les nations vaincues. Charlemagne, qui se faisait honneur d'être Franc, se montrait toujours vêtu comme nos aïeux, avec un habit court, et qui lui serrait la taille. Il était indigné quand il rencontrait des Français vêtus d'habits longs comme les Gaulois-Romains. *Voilà nos Francs*, s'écriait-il, *voilà nos hommes libres qui prennent l'habit des peuples qu'ils ont soumis; quelle honte! quel mauvais augure!* Semblables à ces Polonais dont Sobieski, après avoir chassé les Turcs, montrait avec orgueil les vêtemens en lambeaux, à Vienne délivrée, les vainqueurs de Fleurus, de Marengo, soldats, officiers, marchaient au combat nus pieds, à peine vêtus, beaux seulement de leurs trophées; mais les routes glacées de la Russie étaient encombrées de chars élégans, d'équipages dorés, quand, domptés par le plus terrible des hivers du nord, les débris de la grande armée tentaient un dernier effort aux bords sanglans de la Moscowa.

Ces infatigables soldats russes, qui restaient comme des murailles sous le feu de nos batteries, qui supportent avec une résignation inaltérable des marches, des privations dont la moindre, dans les derniers temps, révoltait nos jeunes vélites; ce peuple, qui, semblable à l'anthée de la fable, se releva, au fort de la lutte, rien qu'en touchant sa terre natale; il descend de ces slaves, si passionnés pour tous les exercices violens, il les aime avec fureur lui-même. Qui peut prévoir jusqu'où, par la suite des temps, l'élèveront dans la hiérarchie des peuples, ces jeux qui remontent à son berceau, cette gymnastique guerrière, soumise à des principes certains, aux lents calculs de l'expérience? Nous laisserons-nous donc toujours gagner de vitesse par nos émules, par nos élèves dans la carrière des sciences et des arts.

La gymnastique qui devait reparaître en Europe avec le retour des idées saines d'ordre social; la gymnastique attend de la France une destination plus noble, plus grande que celle à laquelle, par son essence même, elle semblerait seulement appelée. Ainsi s'évanouiront tout naturellement les préventions qui pourraient encore empêcher son introduction dans nos lycées. Tout se borne à admettre la nécessité de faire marcher de front les exercices du corps et les travaux de l'esprit, afin d'établir un équilibre convenable entre les fonctions du mécanisme humain et les opérations de l'intelligence. L'influence du physique sur le moral de l'homme, et l'action continue de l'âme sur son enveloppe, ont été trop bien constatées par le savant Cabanis, et tout récemment par le docteur Morgant, pour qu'il soit nécesaire de prouver que, dans tout acte qui exige l'emploi de nos facultés physiques ou morales, une plus grande justesse, une précision mieux entendue contribuent évidemment au succès d'une entreprise. Mais cette justesse, cette précision tant désirées ne s'acquièrent que par des exercices gradués avec art, analysés soigneusement, propres ainsi à donner l'esprit d'ordre, à communiquer un attrait plus irrésistible aux occupations sérieuses, à tous les genres d'étude, effet naturel de l'aisance de toutes les fonctions vitales, aisance toujours accompagnée de la sérénité de l'âme. Cette âme en acquiert elle-même une énergie d'autant plus active que les autres branches de l'éducation, loin de se trouver isolées d'une manière trop tranchante, se trouvent rattachées plus intimement par un instituteur habile aux études et aux travaux athlétiques.

Si l'on rapproche quelques-uns des résultats généraux que déjà dans tous les pays, et principalement en Suisse et en Saxe, on a obtenus, non des spéculations d'une vague théorie, mais des succès évidens, constatés, d'une pratique éclairée, infatigable, on reste pénétré de la conviction que, suffisamment appropriée à nos mœurs, la gymnastique moderne deviendrait la source la plus féconde de vigueur, de force, de santé (1); toutes les passions géné-

(1) Il a été constaté que les exercices gymnastiques ont détruit entièrement, dans la maison des orphelins de Berne,

reuses, tous les sentimens élevés, une dignité raisonnée de son être, l'aversion la plus invincible pour tout ce qui est bas, vil, ignoble, pour tout ce qui tend à ravaler l'homme au niveau de la brute, et partant, l'admiration de l'enthousiasme pour le véritable honneur, la probité, la vertu. Un grand penchant (il faut en convenir) à regarder tous les humains comme des frères, à s'entr'aider, à se dévouer pour sauver les jours de ses semblables, enfin le plus ardent amour pour la patrie, tels sont les germes moraux qu'une éducation, accusée d'être purement physique, inculque profondément dans tous les cœurs, avant même que les applications aux études militaires, à la carrière maritime, aient ajouté aux progrès des élèves. Au reste, ce ne sera que du jour où les développemens convenables auront été donnés en France à un nouveau mode d'instruction publique, dont le gouvernement prussien paraît déjà avoir reconnu l'urgence chez lui, que l'on jugera, avec connaissance de cause, des avantages qui seraient dus à un établissement tel que nous avons conçu la possibilité d'en ériger un. Les bienfaits qui découleraient de pareilles institutions, multipliées sur divers points de la France, ces bienfaits sont incalculables. Rappelons-nous ce que [illegible] ment ; (1) [illegible]

des habitudes vicieuses et solitaires, trop communes parmi les écoliers, et qui détériorent la génération naissante.

furent nos ancêtres, ce qu'étaient ces Gaulois, ces Germains, ces Sycambres (1) dont les chroniques des nations rivales nous retracent toutes l'infatigable vigueur et la robuste beauté. Craignons de ne pas nous souvenir assez que les plus vastes monarchies n'ont croulé ; que les peuples les plus célèbres ne se sont éteints, qu'en laissant tomber dans l'oubli, qu'en livrant aux mépris d'une jeunesse efféminée, ces jeux, ces exercices guerriers, première source des triomphes de leurs pères ; et que ces mêmes exercices se retrouvaient alors au sein des forêts sauvages, et dans les camps des nations à demi-civilisées qui les ont vaincus. Ne laissons point perdre en Europe, qu'on retrouve dans nos provinces le type de cette belle race caucasienne, que tant de causes, qui la plupart n'existent plus, ont contribué à détériorer sous l'influence des coutumes barbares du moyen âge.

La philosophie, qui n'est autre chose que la raison éclairée par l'expérience, qui renferme toute morale, tout culte, toute vertu ; les beaux-arts, les muses, qui ne sauraient à présent diriger leur essor qu'à la clarté du fanal philosophique, sont intéressés à ces changemens, fruits d'un siècle qui ne rétrogradera pas. La Grèce,

---

(1) Première tribu des Francs. *Demitte frontem Sicamber* (baisse ton front Sycambre), dit saint Remi à Clovis, en le sacrant.

(Grégoire de Tours.)

l'Italie durent leurs grands hommes et leur grand siècle à des circonstances plus ou moins semblables à celles qui se déclarent maintenant pour nous. On croyait, il y a trente ans, que la France ne pouvait avoir un second siècle de gloire ; pourquoi les arts, les lettres, les sciences n'auraient-elles point encore leur beau siècle? Que des institutions généreuses se préparent ; qu'elles se préparent, non pour une nation, pour un seul peuple, mais pour l'Europe entière, pour le monde. Ce fut sous le ciel inspirateur de la Grèce, et parmi les superbes adolescens qu'avaient développés les jeux du gymnase, que la sculpture, pleine de la pensée d'un Dieu, enfanta l'Apollon du Belvedère.

D. BAILLOT.

GYMNASTIQUE

ÉLÉMENTAIRE.

RAPPORT

FAIT A LA SOCIÉTÉ DE MÉDECINE DE PARIS,

Sur un manuscrit de M. CLIAS, intitulé :

GYMNASTIQUE ÉLÉMENTAIRE,

PAR M. BALLY, DOCTEUR MÉDECIN.

PREMIÈRE PARTIE.

Messieurs,

Vous avez nommé une Commission composée de MM. *Nacquart*, *Mérat*, *Roux*, *Villermay*, *Esquirol*, *Gasc* et moi, pour examiner un manuscrit sur la gymnastique ; manuscrit que M. Clias, professeur à l'académie de Berne, a l'intention de publier.

Avant de réaliser ses projets d'impression, ce gymnasiarque a manifesté le désir de se concilier les suffrages d'une savante compagnie, qui pût dignement apprécier le fruit de ses travaux. Son choix ne pouvait être douteux : c'est à vous, messieurs, qu'il s'est adressé.

La gymnastique est l'art de régler les mouvemens du corps, de manière à développer ses forces, à augmenter son agilité, sa souplesse, sa stabilité; à entretenir ou à rétablir la santé; à servir enfin au développement des facultés tant physiques que morales.

Elle se présente à notre pensée sous quatre points de vue différens : 1°. cet art considéré en général ; 2°. la description des moyens et des procédés ; 3°. son application à l'étude de l'art olympique et militaire ; 4°. son utilité dans l'hygiène et la thérapeutique.

Nous ne saurions vous présenter avec détail la description des moyens, quoique chaque exercice pût, sous le rapport de la dynamique, mériter une attention particulière ; mais, pour en donner une idée complète, il faudrait vous lire en entier le manuscrit du professeur de Berne ; et vous n'avez point le temps d'entendre d'aussi minutieux détails, ni nous l'intention de vous entretenir d'objets étrangers à vos travaux. Nous dirons seulement en faveur de l'ouvrage, que le style nous a paru simple, clair, précis, et par conséquent fort approprié à l'objet traité. Douze planches gravées au trait, et présentant environ cent vingt sujets, augmentent encore ce mérite, en peignant les pratiques principales, les instrumens divers, et en concourant ainsi à éclaircir le texte. On désirerait seulement plus de détails dans les descriptions.

La gymnastique olympique et militaire, quoique exerçant une influence directe sur les facultés du corps, ne peut non plus être le sujet de vos méditations ; elle appartient à la politique, et aussi à des dispositions administratives ; par conséquent elle vous est étrangère.

Quant aux vues générales, nous dirons qu'à ce titre se rattachent l'histoire de cet art, dont l'origine se perd dans la nuit des temps, et des considérations d'un ordre important, qui se lient à la morale publique, à la philosophie, et aux grands intérêts de la société.

L'histoire de la gymnastique étant inséparable de celle de la médecine, nous vous demandons ici la permission d'en tracer le tableau à grands traits.

Elle compte, parmi ses inventeurs, un des aïeux d'*Hippocrate*, dont les Grecs des siècles héroïques firent un dieu, parce qu'ils ne connaissaient alors aucun autre moyen pour éterniser leur reconnaissance. *Esculape* ordonnait à ses malades l'équitation ; il voulait qu'ils s'exerçassent tout armés ; et, après avoir désigné l'espèce d'arme dont ils devaient se servir, il les assujettissait à certains mouvemens proportionnés à la nature de leurs affections (1).

Le savant *Curt Sprengel* pense que l'éducation et la manière de vivre des Grecs, en même temps qu'elles eurent une influence très-importante sur le développement de leur esprit, contribuèrent au perfectionnement de la médecine (2).

Il affirme également que les écoles des lutteurs exercèrent la même influence sur la culture de la médecine. La gymnastique paraissait agir sur la conservation de l'euexie (3), comme la médecine sur le rétablissement de la santé. C'est pour ce motif que les gymnases étaient dédiés à Apollon, dieu de la médecine, et que les directeurs de ces écoles portaient le nom de médecins, parce qu'ils avaient coutume de traiter les ma-

(1) *Galen. ad Trasybulum.*

(2) Section III, chap. Ier., n°. 6.

(3) De εὖ, bien, et de ἕξις, constitution.

ladies et les plaies légères. C'est ainsi que, peu à peu, on se délivra du monopole et des jongleries exercées par les prêtres, qui s'étaient attribué le droit exclusif d'exercer l'art de guérir.

Entre *Esculape* et *Hérodicus* de Sélivrée, se trouve une immense lacune pour l'histoire. La gymnastique paraît perdre son caractère médical; elle cesse d'être un instrument de l'art de guérir, parce qu'elle n'est plus qu'un ressort politique et guerrier. Les nations de la Grèce, entourées de peuples sauvages ou de hordes nombreuses soumises au despotisme asiatique, s'attachèrent à multiplier leur forces ainsi que leur résistance, et trois cents Spartiates apprirent ainsi à vaincre cinq millions d'esclaves.

Hérodicus, qui, avec l'honneur d'avoir remis en vigueur la gymnastique, compte aussi l'honneur non moins grand d'avoir été un des maîtres d'*Hippocrate*, était directeur d'une palestre (1). Il vit que ses élèves acquéraient une force extraordinaire dans les jeux olympiques; il observa que ceux qui jouissaient d'une mauvaise santé ne tardaient pas à se rétablir. Valétudinaire lui-même, au rapport de *Platon*, et atteint d'une maladie réputée incurable, il en avait été délivré en pratiquant les jeux de son académie. Ses premières observations et ses premiers succès décidèrent sa vocation; et, après avoir pris la résolution de renoncer à l'enseignement des jeux isthmiques, il conçut le plan d'une gymnastique toute médicinale, dont il traça les règles.

Mais aveuglé par son enthousiasme, peu éclairé d'ailleurs par les lois d'une saine médecine, il outra ses

(1) Παλαίςρα, de πάλη, lutte.

préceptes. Cependant *Galien* parle des règles qu'il avait imaginées, et il assure qu'elles étaient relatives, d'une part, aux pratiques nécessaires à l'état de santé, et de l'autre, aux précautions voulues par les tempéramens, les âges, le sexe, le climat, les saisons et les maladies.

Néanmoins, si vous voulez bien vous rappeler qu'*Hérodicus* faisait partir ses malades d'Athènes pour aller à Éleusis, en passant par Mégare, ce qui répondait à douze de nos lieues, et qu'il les faisait revenir sans nourriture ni repos, vous verrez là une des exagérations les plus singulières de ce sophiste.

Avec cet esprit pénétrant, qui devait créer la médecine, *Hippocrate* ne pouvait manquer d'apercevoir ce qu'avait de défectueux le système de son maître, et il lui reproche de tuer les fébricitans, tantôt par les promenades trop prolongées, tantôt par la lutte et les fomentations (1).

Après *Hérodicus*, il paraît qu'on regarde *Iccus*, de Tarente, comme l'un des inventeurs de la gymnastique médicale, puisqu'il s'efforça de substituer au mauvais régime athlétique une sobriété mieux entendue.

Sur les modèles des académies d'*Hérodicus* et d'*Iccus*, furent incessamment calquées des institutions analogues. L'art de guérir sortant des temples, alla se réfugier dans les gymnases, et les exotériques en devinrent les principaux ministres. Trois classes d'ordonnateurs furent préposées à ces fonctions, les gymnasiarques ou palestrophylax, chargés du régime des néophites; les gymnastes ou surveillans (2), appelés à la cure des

---

(1) Πρόδικος τοὺς πυρεταίνοντας ἔντεινεν περιόδοισι, πάλησι πολλῇσι, πυριῇ κακου. hip lib. IV, de morb. vulg. p. 1176, Foës.

(2) *Plato de legibus*, lib. 11.

maladies ; et les aliptes (1), qui se firent ensuite appeler iatraliptes (2), et dont les fonctions se bornaient à faire des saignées, ou à panser des plaies qui étaient venues accidentellement dans leurs écoles.

Bientôt les médecins de l'antiquité furent frappés des avantages inappréciables des nouvelles pratiques, et ils n'en séparèrent plus l'art de guérir. *Hipprocrate* les recommande en vingt endroits divers, et notamment dans les livres de la diète, du régime et des songes. *Celse* ne termine jamais une section, sans indiquer le moyen gymnastique qui convient à l'espèce de lésion dont il donne les vues curatives (3).

On doit à *Galien* de nombreux préceptes sur l'emploi des exercices méthodiques ; il les a fait connaître dans son commentaire sur le livre de la diète (4) ; dans ses traités sur la conservation de la santé (5), et dans le livre adressé à Trasybule (6) ; il cite aussi, comme partisans des mêmes méthodes, *Dioclès*, *Praxagore*, *Phylotime*, *Erasistrate* *Erophyle* et *Théon*, dont le temps a dévoré les écrits, en respectant à peine les noms.

Après ces premiers maîtres, tous les médecins qui connurent et respectèrent la savante antiquité, apprécièrent l'utilité de ses leçons. *Ætius*, *Oribase*, *Mercurialis*, *Sanctorius*, *Fabrice de Hilden*, *Sthal*, *Baglivi*, *Plempius*, *Jonhston*, *Sydenham*, *Fuller*, *Boerhaave*, et *Van-Swieten*, durent des succès au sage

---

(1) de ἀλείφω, j'oins.

(2) De ιατρος, médecin.

(3) Consultez à ce sujet les livres I, cap. II, sect. II, XVI, cap II, sect. III, IV, V, VI, VII, lib. II, cap. II, sect. VIII, lib IV, cap. V.

(4) *Galen. Venetus* 1, p. 25.

(5) *Ibid*, p. 69, 71, 74, 75 et 76.

(6) *Ibid*, p. 107, 108, 109

emploi des exercices du corps. Parmi eux, *Mercurialis* et *Fuller* publièrent de doctes traités, *ex professo*, sur le même sujet.

Mercurialis se place au premier rang par son ouvrage, intitulé : *De Arte gymnasticâ*, publié en 1587, et dédié à Maximilien II. Ce livre ne se recommande point par la magie du style; il est fatigant à lire, et rempli de détails étrangers au sujet qu'il traite. Ses nombreuses explications théoriques sont repoussées par une saine physiologie; mais ces défauts sont rachetés par de savantes recherches et d'excellentes vues pratiques. L'auteur ne cessa d'y travailler pendant les sept années de son séjour à Rome, où il mit à contribution les bibliothèques et les manuscrits précieux que renfermait cette antique capitale du monde.

Les gravures dont *Mercurialis* orna son ouvrage, quoique faites dans l'enfance de l'art et sur bois, sont piquantes par le naturel et la bonté du dessin. Elles donnent l'idée de quelques moyens négligés de nos jours, et dont le sage emploi serait propre à accroître les forces relatives de nos organes. On y trouve aussi des plans très-détaillés des gymnases anciens. Le traité de *Francis Fuller* fut sans doute fort goûté en Angleterre, puisqu'en 1780 il était à sa sixième édition.

Malgré ces ouvrages, malgré quelques essais tentés à Dessau, en 1776, par M. *J.-E. Simon*, de Strasbourg, et quoique de grands écrivains eussent donné l'impulsion, en faisant sentir la nécessité d'un système régulier d'exercice, l'Europe resta sans gymnases depuis les invasions des barbares.

Cependant un Français publia, en 1780, un écrit où respirait la connaissance de l'antiquité. M. *Tissot*, chirurgien major des chevau-légers, fit paraître, à cette époque, la Gymnastique médicinale et chirurgicale, bon livre qu'il faudrait dépouiller de quelques explications qui ont vieilli, mais qui a le mérite d'avoir été le premier donné en français, et d'avoir peut-être inspiré *Gutsmuths* et *Salzmann*, à Schnepfental, en Saxe; *Pestalozzi* à Iverdun, *Fellemberg* à Hofwil, *Amoros* à Madrid, et *Clias* à Berne.

Nous devons aussi un témoignage de reconnaissance à MM. *Amar Durivier* et *Jauffret*, qui se réunirent, en l'an onze (1803), pour mettre au jour un ouvrage intitulé : *Gymnastique de la Jeunesse*; et nous citerons honorablement *l'Essai général d'Éducation physique, morale et intellectuelle*, dont la seconde partie traite, sous forme de tableaux synoptiques, d'un plan bien conçu d'éducation pratique, imprimé en 1808. Cet ouvrage de M. Jullien est une source inépuisable d'érudition, de recherches savantes et de préceptes utiles.

Enfin, messieurs, nous abandonnons l'histoire de cette partie de la science médicale, pour arriver à ce point qui, sous tant de rapports, intéresse les hommes de l'art; nous voulons parler de son application aux lois de l'hygiène et de la thérapeutique.

Quelque étendues que soient les ressources de la médecine, vous gémissiez de ne pouvoir les multiplier, à cause de l'importance de leur objet : alors, pour agrandir la sphère, vous avez saisi avec empressement l'occasion d'acquérir de nouveaux instrumens de conservation, en appliquant aux moyens connus la théorie des mouvemens, et tous les ressorts de la dynamique musculaire. Ainsi, à l'époque mémorable où la vaccine, bien appréciée dans ses effets constans, augmente les probabilités de la vie, la gymnastique, mieux connue, plus savamment appliquée, assurera l'influence salutaire de l'hygiène, et fortifiera les préceptes de la thérapeutique.

La gymnastique embrasse un domaine sans limite, puisqu'elle prend l'individu dès son enfance; et, semblable à une mère vigilante, le suit dans toutes les phases de la vie. Vers le déclin de sa carrière, elle ne l'abandonne point encore; mais, d'une main libérale, elle lui distribue les trésors de l'espérance, en lui laissant entrevoir la perspective d'une plus grande longévité, et d'une vieillesse exempte d'infirmités. Quel sujet, messieurs, plus digne de vos méditations!

Vous n'attendiez pas de nous un résumé sec et stérile, d'un manuscrit qui ne contient que des descriptions. Vous vouliez que nous fussions témoins oculaires des pratiques dont l'académicien de Berne offrait la théorie, et que nous vous rendissions compte de celles qui pouvaient être utiles à l'art de guérir. Ce vœu exprimé, M. Clias se prêta, avec une complaisance rare, à toutes nos demandes, et répéta lui-même ses principaux exercices. Nous remarquâmes alors qu'il avait élevé son édifice sur un plan large, parfaitement approprié aux besoins de la vie et aux lois de l'économie vivante. Son étude constante parait avoir été de déterminer les moyens les plus convenables pour fortifier chaque organe, et pour augmenter l'énergie des propriétés vitales. Dans ce dessein, il a imaginé des modes d'exercices propres à imprimer une action particulière à chaque partie, et il commence d'abord par les mouvemens les plus simples, pour arriver progressivement aux plus compliqués.

Vous apercevez déjà que, si M. *Clias* n'est pas médecin, il a donné à ses travaux une direction toute médicale, intéressante surtout dans ses applications à la thérapeutique.

Les jeux académiques supposent un local vaste, commode et bien disposé; ils supposent aussi que ce local est pourvu d'instrumens, ou orné d'appareils nombreux et dispendieux : telle est l'idée que nous nous en formons, soit par les modèles qui sont sous nos yeux, soit par ceux que nous ont transmis *Vitruve* et *Mercurialis*, soit aussi parce que, reportant notre imagination vers ces beaux siècles de la Grèce, où les gymnases et les palestres n'étaient jamais séparés de l'éducation, nous avons conçu, sur cet objet, des plans gigantesques, ou des idées plus ou moins vraisemblables.

Mais, en examinant la série des pratiques indiquées dans le travail de l'académicien de Berne, nous avons reconnu qu'il fallait admettre deux divisions principales dans la gymnastique utile aux malades. L'une et l'autre sont subordonnées aux moyens qu'on emploie, et peuvent, ainsi considérées, être désignées sous les noms d'instrumentale et d'individuelle.

Celle-ci, qui reçoit tout ses moyens de l'action seule des muscles du convalescent ou de l'infirme, sans le secours d'agens étrangers, convient au valétudinaire comme à celui qui est doué d'une belle santé; à l'homme du monde comme à l'homme de cabinet; au riche comme au pauvre, à l'artisan comme au désœuvré ; elle est enfin praticable dans l'appartement le plus rétréci de chaque individu, et n'exige ni appareils, ni frais, ni espace particulier.

Sur ces simples indices, nous avons obtenu quelques bons résultats, en conseillant des exercices que M. *Clias* avait répétés sous nos yeux. Un élève en médecine, frappé d'un état nerveux cérébral qui entretenait une cruelle insomnie, a dû sa guérison complète à des mouvemens des extrémités supérieures, renouvelés deux fois le jour, et jusqu'à la fatigue. Un homme de cinquante ans, tourmenté par une sciatique compliquée de névralgie lombaire, n'avait éprouvé aucun soulagement des médicamens les plus appropriés, ni même de quatre vésicatoires; au moyen d'une série de mouvemens sur place, décrits sous le noms de *piaffer*, il a repris en trois jours de la souplesse, de la force, il a pu sortir, se promener et vaquer à ses affaires.

Dans une lettre que nous avons reçue de Berne, en date du 20 novembre dernier, M. *Clias* nous a transmis une observation authentique qui mérite de vous être présentée.

Un enfant, parvenu à l'âge de trois ans, pouvait à peine se soutenir; à cinq, il marchait d'une manière imparfaite, et protégé par des lisières. Ce ne fut qu'après la dentition de sept ans qu'il commença à marcher sans soutien; mais il tombait fréquemment, et ne pouvait se relever. Abandonné par les hommes de l'art il parvint ainsi jusqu'à l'âge de dix-sept ans; alors les reins et les extrémités inférieures pouvaient à peine supporter le haut du corps; les bras étaient d'une faiblesse extrême et repliés vers le tronc; le rapprochement des épaules comprimait la poitrine, et gênait la respiration; les facultés morales étaient totalement engourdies, et on n'apercevait aucun signe de puberté.

Au mois de novembre 1815, cet infortuné fut présenté à M. *Clias* par plusieurs de ses élèves, qui le supplièrent de le recevoir dans son académie. En l'admettant, on mesura ses forces : celle de pression des mains, appliquées au dynamomètre, égalait l'effort des enfans de sept à huit ans; les forces de traction, d'ascension et d'élan, étaient nulles.

Il parcourait avec une peine infinie une étendue de cent pas, dans l'espace d'une minute deux secondes, et ne pouvait plus se soutenir en atteignant le but.

Un poids de quinze livres, porté sur place, le

faisait chanceler, et un enfant de sept ans le terrassait avec une incroyable facilité.

Cinq mois après qu'il eût été soumis au régime du gymnase, la force de pression de ses mains égalait cinquante; au moyen de ses bras, il s'élevait à trois pouces de terre, et restait ainsi suspendu pendant trois secondes; il sautait trois pieds en largeur, parcourait cent soixante-trois pas dans une minute, et portait dans le même espace de temps un poids de trente-cinq livres sur ses épaules.

Enfin, en 1817, il grimpa, en présence de plusieurs milliers de spectateurs, jusqu'au haut d'un câble isolé de 20 pieds: il répéta la même manœuvre au mât de cocagne, franchit avec élan six pieds en largeur, et parcourut cinq cents pas en deux minutes et demie. Il fait maintenant cinq lieues sans se gêner; et les exercices ont fait succéder, à une maigreur affreuse, un embonpoint convenable, et une forte santé à son état valétudinaire.

Le manuscrit qui vous a été soumis est divisé en trois chapitres; le premier a pour objet les extrémités inférieures; le deuxième, les extrémités supérieures; le troisième traite des exercices qui exigent le concours des muscles du tronc et des membres.

Vous êtes bien convaincus de la difficulté qu'il y a d'imprimer un mouvement à l'une des grandes extrémités, sans que les parties voisines n'en ressentent des effets, ou même n'y participent; vous direz même qu'il est des actions qui, considérées comme simples, n'appartiennent pas moins à plusieurs espèces d'organes, par leur rapports anatomiques.

Toutefois, dans une lésion qui avoisinera ou qui affectera une articulation, vous choisirez de préférence le procédé qui agira plus spécialement sur la partie malade. De ce principe, nous avons déduit la nécessité de former trois grandes divisions des désordres auxquels la gymnastique peut remédier, nous les classerons en lésions, 1°. des extrémités inférieures; 2°. des extrémités supérieures; 3°. du tronc des appareils d'organes. Vous excuserez sans doute le peu d'orthodoxie de cette doctrine nosologique.

Vous voyez que nous faisons, pour un instant, abstraction de ce qui a trait à l'hygiène. Il ne s'agit pas ici de démontrer l'utilité de l'action pour entretenir la santé; personne n'a contesté la vérité de ce principe, qui est de tous les temps, de tous les lieux: mais ce qu'il importe le plus, c'est de régulariser ces mêmes exercices, de les varier, de les multiplier, et d'en connaître ou établir une espèce applicable à telle ou telle espèce de désordre morbide.

Parmi les lésions qui nous semblent devoir céder à une combinaison savante et méthodique des mouvemens des jambes et des cuisses, nous placerons le lumbago et la sciatique, affections si tenaces, si rebelles; l'imminence ou le commencement de la luxation spontanée du fémur, luxation dont nous n'analysons pas les causes, mais que nous croyons presque toujours mortelle; les ankiloses incomplètes; les entorses, la conformation vicieuse des jambes, des cuisses et du bassin, dont le parfait développement mérite une si grande attention chez les femmes; quelques paralysies incomplètes, les engourdissemens, certains rhumatismes, notamment les chroniques; la goutte imminente, les engorgemens lymphatiques du tissu cellulaire, les endurcissemens de ce même tissu, les dartres, l'aménorrhée, et quelques cas de leucorrhée.

Le plus grand nombre des affections morbides, précédemment énumérées, doivent céder à l'action soutenue et prolongée des bras, lorsqu'elles sont établies vers les régions supérieures; mais comme l'action des muscles des bras est presque toujours simultanée avec celle des muscles du thorax, les mêmes exercices corrigeront nécessairement une foule de désordres ou de difformités dont la poitrine est menacée; ainsi, les catarrhes rebelles, l'asthme récent, la tendance à la courbure de l'épine, à la vicieuse conformation du thorax; quelques tubercules scrofuleux des poumons, etc., trouveraient, dans cette variété de la gymnastique des bras, une solution qu'on aurait vainement attendue des moyens vulgaires.

Tout en reconnaissant l'influence salutaire des mêmes pratiques sur les viscères que renferme l'abdomen, nous avons omis d'en parler, parce que les lésions de cette capacité doivent particulièrement céder aux exercices plus compliqués de la troisième division : cependant *Celse* recommandait ceux des extrémités supérieures, d'abord modérés, ensuite plus violens, pour les affections de l'estomac (1).

Par les pratiques plus compliquées de cette troisième division, on pourrait combattre les obstructions, la dyssenterie chronique, la leucorrhée, l'aménorrhée, la chlorose, certains vomissemens, la dyspepsie, la coqueluche, l'hystérie, l'ascite, quelques concrétions biliaires et urinaires, la mélancolie. Enfin, les maladies dépendantes de certains virus, telles que les scrofules, le rachitis, la syphilis, le scorbut, beaucoup d'espèces de névroses et de lésions cérébrales, la cachexie, nous paraissent, ainsi que certaines fièvres intermitten-

---

(1) *Exercitatio primò levis, deindè major adhibenda est, maxime que quæ superiores partes movent quod genus in omnibus stomachi vitus aptissimum est.* Cels, liv. 4, chap. 5.

tes rebelles, rentrer dans le domaine de celles qui, dans diverses circonstances, céderaient à une gymnastique sagement et méthodiquement employée.

Pour qu'on ne nous accuse pas d'avoir méconnu une des grandes lois de la thérapeutique, qu'il nous soit permis de rappeler ici que l'emploi des nouveaux procédés ne saurait être salutaire, s'il n'est proportionné à l'âge, au sexe, au tempérament, à la saison, au degré de l'état pathologique, et à l'exaltation de la sensibilité.

L'ouvrage qui vous a été soumis présente la description de deux cents sept exercices, dont aucun ne fait partie de la classe ordinaire des jeux. Ils ont tous pour but direct de déployer la souplesse des articulations, de favoriser le développement de la force musculaire, de redresser le corps, ou d'imprimer la force de station et d'équilibre, en même temps qu'ils apprennent à braver ou à éviter les dangers, et à franchir les obstacles.

Ier. Chapitre. — *Extrémités inférieures.*

Dans cette première section, on a décrit la marche qui est soumise à neuf procédés; les équilibres sur le mât de voltige, le passage du pont mouvant, les équilibres de pied ferme, la course en quatorze exercices, et le saut qu'on fait pratiquer de vingt et une manières.

IIe. Chapitre. — *Extrémités supérieures.*

Cette deuxième livraison traite des mouvemens variés des bras, des exercices au bâton fixes, au triangle mouvant, de ceux qui augmentent la force et la souplesse des phalanges, du passage de la barre de fer, du jeu de bâton.

IIIe. Chapitre. — *Mouvemens compliqués.*

Enfin, nous trouvons dans cette troisième série huit manières de grimper, soit par le moyen du mât de cocagne, des échelles de cordes, soit en employant le traîneau ou le dévidoir; viennent ensuite les descriptions diverses de la lutte, l'usage de la massue, le jet des pierres, la natation, la cibe mouvante, les huit mouvemens préparatoires de la voltige, les dix-sept de la voltige sur le cheval de bois, et les dix sur le cheval vivant.

L'art de courir au mur, de le descendre, les épreuves diverses du dynamomètre pour mesurer les forces des doigt, des bras, de la poitrine et du tronc, rentrent également dans cette troisième section.

Vous voyez, messieurs, qu'il n'est pas possible de faire passer devant vos yeux cette longue suite de descriptions dépendantes de chaque combinaison, mais nous pouvons nous permettre de tracer un ou deux des tableaux qui nous ont le plus frappés.

Nous avons, par exemple, distingué dans les exercices des extrémités supérieures, ceux qui se font au moyen du triangle mouvant, comme susceptible de déployer puissamment la force musculaire des mains, des avant-bras, des bras et du thorax.

Cet instrument est composé d'un fort bâton de quatre pieds de long, soutenu par les deux extrémités, au moyen de deux cordes de quinze pieds, qui vont, en se réunissant, s'attacher à une poutre de traverse. Sur ce triangle, M. *Clias* a fait preuve de la plus grande vigueur, se suspendant tantôt par deux bras, tantôt par un, soit au bâton, soit aux cordes, et souvent la tête en bas. On l'a vu dans cette dernière position rester assez long-temps avec ses bras tordus en arrière. C'est là que nous avons aperçu tout ce que peut la puissance motrice bien exercée; et c'est là que nous nous sommes représenté ces formes athlétiques si communes chez les anciens, et perdues dans nos sociétés modernes.

M. *Clias* nous a montré aussi ce qu'il appelle *piaffer*, mouvement gradué des extrémités inférieures et sur place. Cet exercice qu'il a, ce nous semble, emprunté de l'hippiatrique pour l'appliquer à l'espèce humaine, se fait de trois manières, au pas, au trot, au galop. Il paraît principalement indiqué contre la sciatique, le lumbago, la luxation spontanée imminente, l'hydrocèle, l'endurcissement du tissu cellulaire du scrotum et des jambes, celui des glandes inguinales, les obstructions abdominales, etc.

Il a ceci d'avantageux, qu'il peut être proportionné soit à la nature de la maladie, soit à la sensibilité de l'individu, soit à ses forces ou à son âge; il a cet autre mérite, déjà énoncé sous un rapport plus général, qu'il n'exige ni préparatifs, ni frais, ni instrumens, ni local particulier.

Tels sont, messieurs, les documens que nous pouvons vous offrir sur l'ouvrage de M. *Clias*, de cet apôtre plein de zèle, qui, pénétré de l'importance de son sujet, fortifie toujours le précepte par l'exemple.

Il a trouvé dans un gouvernement sage, paternel, généreux et éclairé, une protection qui anime ses efforts et garantit ses succès. Un local immense lui a été confié à Berne, dans la plus heureuse des situations, et cent cinquante élèves y suivent habituellement ses cours. Il peut, là, déployer toutes les ressources de son art, et, depuis long-temps, il y forme pour sa patrie des hommes sains, robustes, et des citoyens qui savent allier la fermeté de l'âme à celle du corps.

DEUXIÈME PARTIE.

Nous eussions fort mal rempli nos obligations, si, bornant ce rapport à l'analyse d'un manuscrit, nous avions négligé de vous entretenir, et de l'expérience des Français, et des établissemens nationaux

Vous aviez appris, avec ce sentiment d'intérêt qui vous anime pour tout ce qui concerne la prospérité publique, que l'administration avait fondé un gymnase, dirigé par un maître aussi savant qu'habile; dès lors, il pouvait vous être agréable d'apprécier nos succès, pour y applaudir, et de comparer les objets présens avec les souvenirs que vous aviez conservés de vos lectures, et avec la théorie qui venait de vous être développée dans le manuscrit de l'académicien de Berne.

Du faîte des grandeurs, précipité dans une médiocre condition, M. Amoros a su conserver son impassibilité philosophique, et se rendre heureux. Il a plus fait, il a contribué aux succès de l'éducation physique, en réalisant, dans notre patrie, le plan bien conçu des exercices gymnastiques.

Instruit du projet que nous avions formé de vous rendre compte de ses travaux, il voulut bien être notre guide et préparer pour nous une séance générale. C'est-là que nous avons vu le premier gymnase qui ait été fondé en France sur une grande échelle; il est dû aux soins généreux et à la sollicitude de M. le comte DE CHABROL.

Vous êtes avares d'éloges, messieurs, et nous rougirions nous-mêmes de nous traîner sur les traces serviles des courtisans; mais il est une justice que la voix publique se plaît à proclamer, lorsqu'elle est fondée sur le sentiment de la reconnaissance nationale. Une justice, la plus douce récompense de l'homme de bien, et qui fortifie ses penchans à la vertu et aux actions d'utilité générale. Pourrions-nous dès lors refuser notre tribut d'admiration à ce magistrat, qui, fort de sa conscience, et bravant des clameurs inconsidérées, marcha d'un pas ferme et sûr vers le perfectionnement de l'espèce humaine, en prêtant son appui, d'abord à l'enseignement mutuel, qui est la vaccine morale, et ensuite à la gymnastique, qui, appréciée dans ses effets salutaires sur l'économie vivante, est le complément de toutes les nobles et utiles créations.

Près du Jardin des Plantes (1) est situé provisoirement le gymnase; quelque étroit que paraisse le local, il faut convenir que le savant professeur en a tiré un parti merveilleux, et qu'il a bien mis le terrain à profit. On y aperçoit un grand nombre de machines établies à grands frais; un stade, des mâts, des perches, des échelles, des cordages, des fossés remplis de sable, ainsi que des filets pour neutraliser les effets des chutes; des appareils de tout genre pour varier les jeux gymnastiques.

Parmi ces instrumens, les plus dispendieux sont dus à la générosité de MM. de Chabrol et Anglès, préfets. Tels sont le grand portique, et un autre appareil composé de trois grands mâts, placés sur des plans différens, l'horizontal, l'ascendant et le descendant. Les deux mats obliques sont disposés de manière à pouvoir augmenter progressivement les dégrés d'inclinaison. Cette disposition permet de les élever jusqu'au point où il ne serait plus possible à l'homme le plus adroit de

---

(1) Rue d'Orléans, n°. 9, chez M. Durdan, instituteur.

les parcourir en conservant l'équilibre. Ils étaient à 26° 12 lorsque nous visitâmes l'établissement.

Le grand portique consiste en une forte poutre carrée; élevée à seize pieds de haut, et placée transversalement sur trois colonnes verticales. Cette poutre est mobile, pour rendre le passage plus difficile. On a fixé au grand portique des échelles de bois, de cordes, des bâtons suspendus verticalement, des câbles avec ou sans nœuds, etc.

Après avoir classé tous les élèves par rang d'âge et de taille, pour ne point les épuiser en efforts inutiles, ils ont exécuté devant nous les courses du stade. D'abord libres et sans fardeaux, ils ont couru sur un terrain plane et uni; chargés ensuite, comme on le pratiquait autrefois à Olympie, on leur a fait parcourir la même carrière, en portant dans chaque main un sac rempli de sable, et du poids de dix livres : enfin, on a disséminé sur le sol ces mêmes sacs, à distances inégales, mais étroites, et la course a dû se renouveler au milieu de ses nombreux obstacles.

Au pied d'un mur sont de nombreux fossés, au-dessus desquels on a fixé des perches horizontales : là, tous les élèves suspendus, tantôt par les deux mains, tantôt par une seule, ont lutté de ténacité musculaire. Le dernier de chaque classe qui restait accroché aux bâtons était proclamé vainqueur. Vous concevez tout ce que peut cet exercice pour déployer l'énergie des forces motrices des mains, du bras et du thorax.

On est sur le point d'ajouter à ce premier appareil des barres de fer carrées, avec ou sans dentelures aux angles, pour accoutumer les enfans à braver la douleur, et pour rendre les doigts capables de saisir sans crainte des corps anguleux et pointus dans un danger imminent.

On placera également une machine en forme octogone, dont les lutteurs devront parcourir le contour en se suspendant par les mains aussi long-temps que les forces des lutteurs les permettent. Cette machine, dont les frais sont faits par M. *Lafitte*, est de l'invention de M. *Amoros*, comme celle des plans inclinés.

Formés en lignes, nos jeunes gens ont exécuté les trois manières de piaffer; pour les rendre plus salutaires, et pour fortifier un plus grand nombre de muscles à la fois, en faisant concourir ceux du thorax et du larynx, le gymnasiarque a introduit le rhythme, dont les Grecs avaient si bien apprécié les avantages. Lors donc qu'ils sont livrés à cet exercice qui, comme nous l'avons vu, agit plus spécialement sur la tête du fémur et la cavité cotyloïde, ils entonnent des chants dont la mesure augmente de vitesse en raison de la rapidité du mouvement, et dont le mode change dès que le sens des couplets l'exige.

Sur la poutre tremblante du grand portique, on les a vu passer debout et avec assurance; ils portaient selon leur forces des poids depuis cinq jusqu'à cinquante livres dans chaque main. A cette hauteur, et avec de si nombreuses difficultés à vaincre, ils auraient peut-être des dangers à courir. La prévoyance du sage directeur y a pourvu, en tendant, au-dessous, des filets de cordes fortement fixées; et, pour plus grande sûreté, des fossés très-profonds remplis de sable entourent le grand portique.

Ce passage est merveilleusement imaginé pour inspirer de l'assurance, de l'intrépidité, pour accoutumer à traverser les précipices de sang-froid, en même-temps qu'il augmente la force de station, et qu'il apprend à trouver l'équilibre.

M. *Clias* a également fait construire un appareil qu'il

nomme le pont mouvant, dont le passage est fort difficile, et qui remplit les mêmes indications.

Lorsque toutes ces manœuvres ont été terminées, on a posé une corde transversalement sous le grand portique, mobile et seulement soutenue sur deux fiches, sans y être attachée; les élèves la franchissent les uns après les autres. On l'élève peu à peu au moyen d'un échelle graduée selon le système métrique. Le saut se fait avec ou sans perches. On a remarqué que de leur propre impulsion, et sans secours d'instrument, ils s'élevaient à un mètre quarante centimètres, et qu'ils franchissaient en largeur un saut de trois à quatre mètres.

A l'aide de la perche, ils sautent un fossé de cinq a six mètres de largeur, et s'élèvent facilement à deux mètres. Deux d'entre eux ont même fait un saut de de trois mètres (neuf pieds), en tombant debout et avec grâce dans un fossé rempli de sable.

Quant au saut en profondeur, c'est-à-dire, de haut en bas, il est des enfans de neuf ans, de douze, de quinze, et des hommes de vingt à trente, qui s'élancent habituellement de quatre mètres un tiers (treize pieds.)

Les muscles des lombes et du dos, ceux des extrémités supérieures et inférieures acquièrent dans cette répétition d'une difficulté toujours croissante à vaincre, une augmentation considérable de force et d'énergie; et le corps est accoutumé à franchir des obstacles, comme à échapper à des dangers dans les circonstances difficiles de la vie. *Hippocrate* plaçait les sauts au rang des meilleurs exercices; ils n'échauffent pas, disait-il, mais ils rendent le corps plus leste, et réveillent l'ame (1).

---

(1) Τὸ δὲ ἀνακινήματα καὶ ἀνακουφίσματα τὴν μὲν σάρκα ἥκιστα διαθερμαίνουσι. Παροξύνει δὲ τὸ σῶμα καὶ τὴν ψυχὴν καὶ τοῦ πνεύματος κενοῦσι. Foes, pag. 364.

Le divin *Socrate* faisait aussi un cas tout particulier des exercices, et notamment du saut, qu'il pratiquait fréquemment pour entretenir une bonne santé (2).

Toutefois, cette pratique, quelque salutaire qu'elle soit effectivement, doit être placée parmi celles qui ont besoin d'être assujetties à des règles fixes, pour ne pas produire d'effets dangereux. C'est au médecin qu'il appartient de faire ces distinctions, qui n'avaient échappées ni à *Hippocrate*, ni à *Galien*, ni à *Oribase*.

De fort jeunes élèves grimpaient rapidement un mât de douze mètres (trente-six pieds); arrivés au sommet, ils fixaient à une poutre transversale des câbles, par lesquels ils descendaient avec une prestesse inconcebable. Dans le même temps, d'autres personnes parvenaient à la même hauteur, en grimpant à un câble mobile. Les anciens nommaient *scoinobates* (3) ces espèces de lutteurs. *Mercurialis* nous a conservé une peinture fidèle de cet exercice antique, qu'il a copiée sur une pierre précieuse gravée. Nous devons faire le plus grand cas de l'art de grimper, soit à cause de son utilité dans beaucoup de circonstances de la vie, soit parce que, mettant en mouvement tous les muscles du corps d'une manière simultanée, il paraît propre à corriger une foule de difformités ou de lésions, et à fortifier tout l'appareil locomoteur.

Chez les anciens, et notamment chez les Spartiates, la lutte était placée au rang des institutions les plus utiles, puisqu'ils voulaient même que les jeunes filles s'y exerçassent. Dans les spectacles, dans les jeux pu-

---

(2) *Sœpius saltabat. eam exercitationem plurimum ad tuendam bonam valetudinem conducere existimans, sicut et Xenophon in symposio testatur. Diog. Laert. lib. in vitâ socratis.*

(3) Σχοινοβατης.

blics, on les faisait lutter en présence des magistrats et du peuple; on avait probablement en vue de fortifier leurs corps, de les aguerrir contre les douleurs, de les roidir contre la sensibilité, et la mobilité naturelle à leur sexe; mais nos institutions et nos sociétés modernes repoussent ces sacrifices surnaturels. Notre but d'ailleurs est ici, d'étudier les lois de l'hygiène et de la thérapeutique, si bien d'accords avec les jeux de la palestre. M. *Amoros* a donc fait sagement d'introduire dans son gymnase la lutte, dont il a admis jusqu'à huit espèces; nous aurions pu même demander qu'elle fût soumise à un plus grand nombre de variétés.

Celles que nous avons vu pratiquer sont la lutte des bras et des épaules; une seconde, qui consiste dans l'action de se serrer entre les bras, de se dégager; une troisième, où les adversaires étant assis, ont les pieds contre les pieds; dans celle-ci, chacun des combattans tenait un bâton lié au bâton du lutteur, opposé par une forte sangle: là, s'arcboutant contre les pieds, les bras tendus, le dos courbé, ils faisaient un effort continu et prolongé, jusqu'à ce que l'un d'eux fut emporté par son adversaire. Les vainqueurs combattaient ensuite les vainqueurs, et ce spectacle, aussi curieux que nouveau, devait intéresser vivement et le physiologiste et le simple observateur. Enfin, le gymnasiarque parle de trois autres variétés qui s'exécutent avec des boules; celles-ci ressemblent aux luttes qui contribuèrent, chez les anciens, à fonder la réputation de Milon de Crotone. Si le directeur ne permet point que les enfans se terrassent en luttant debout, c'est qu'il redoute les chutes, n'ayant pas assez d'espace pour destiner un terrain profondément sablé, à cette variété d'exercices.

Il paraît que les anciens luttaient, ou debout, ou

étendus sur le sol. *Hippocrate* recommande, dans le deuxième livre du régime, la lutte qui se fait en opposant seulement les mains aux mains de l'adversaire; il dit ailleurs qu'elle réchauffe, fortifie et augmente les chairs, (probablement les muscles) (1).

Elle est, selon *Cœlius Aurélianus*, utile dans les douleurs de tête (2); et *Oribase* (3) nous apprend qu'elle guérit l'hydropisie; d'autres l'ont opposée à la mélancolie et aux affections de l'estomac.

Quels que soient ses avantages, ils pourraient être balancés par de graves inconvéniens, si elle n'était assujettie à des règles que vous pressentez facilement, et employée avec modération. C'est ainsi qu'*Hippocrate* (4) blâme fortement *Hérodicus* d'épuiser les Fébricitans par de trop fortes luttes, et que *Galien*, ne la jugeant que dans les exercices outrés des athlètes de profession, n'en parle que pour signaler ses dangers; il raconte, par exemple, que le fils de *Marc-Aurèle*, encore enfant, avait souffert une inflammation de la bouche provoquée par la lutte.

Vous ne trouverez pas déplacé que nous vous entretenions d'un instrument imaginé par M. *Amoros*, pour sauver les enfans des incendies. Il consiste dans un sac de forte toile, bien assujetti sur le dos par des courroies; un sapeur-pompier, élève du gymnase, y a placé un des enfans de l'institution, et libre alors de tous ces mouvemens, il a traversé avec aisance, et au milieu

---

(1) Πάλη δὲ καὶ τρίψις τοῖσιν ἔξω τοῦ σώματος παρέχει μᾶλλον τὸν πόνον. Θερμαίνει δὲ τὴν σάρκα καὶ ϛερεοῖ, καὶ αὔξεσθαι ποιέει διὰ τάδε Hippo, p. 364.

(2) Lib. I, chro. cap, I.

(3) Lib. VI, c. 28.

(4) Frid. VI.

d'obstacles placés à dessein, l'appareil des trois mâts à inclinaisons diverses. Cette invention touche de trop près à l'humanité pour ne pas intéresser des médecins philantropes et éclairés.

Pour apprécier les forces employées, et mesurer leur accroissement progressif, le savant gymnasiarque termine assez souvent ses séances par diverses épreuves du dynamomètre ; et voici les plus importantes de celles qui se sont passées sous nos yeux.

Les élèves de six à dix ans font un effort égal à soixante-dix ou quatre-vingt-dix livres ; ceux de dix à quatorze, un de cent dix à cent quarante ; ceux de quatorze à dix-huit, un de cent quatre-vingt à deux cent quarante, enfin, ceux de dix-huit ans et au-dessus emploient une force de deux cent soixante à trois cent quatre-vingt-dix.

En plaçant un dinamomètre entre deux lignes de vingt-cinq élèves d'âge différent, et dont chaque ligne tire en sens contraire, par le moyen de deux cordes, l'instrument marque de mille à douze cents livres.

Si on le fixe à un point d'appui solide, et que les cinquante élèves agissent dans le même sens, leurs efforts combinés portent l'aiguille à trois mille et à trois mille deux cents ; enfin, et ceci est bien digne d'attention, si on ajoute un rhythme ou un chant à ces mouvemens de traction désordonnée, l'effort mieux réglé, plus simultané, est de quatre mille huit cents avec le même nombre de bras.

Vous voyez combien de muscles déploient leur énergie dans cette manœuvre ; et combien la force de traction est susceptible d'accroissement par l'influence de l'habitude. Nous avons pensé aussi que ces détails ne seraient pas indifférens au physiologiste, appelé à établir des calculs sur la dynamique musculaire. Les anciens ne nous avaient rien laissé dans ce genre ; leurs instrumens de physique n'étaient point assez perfectionnés, et leur notions physiologiques point assez exactes. Il est probable que par la suite on obtiendra une appréciation plus juste des puissances musculaires évaluées, soit dans les âges, soit dans les sexes. Cette appréciation nous manque, malgré les utiles travaux de quelques physiciens observateurs.

Dans la course, l'un des gymnastes a parcouru en dix-huit secondes le stade, qui est de trois cents pieds, et le neveux de M. de *Gérando*, ce respectable philantrope qui consacre une vie laborieuse et active à des actes de bienfaisance, et à protéger les institutions qui ont pour but l'utilité publique, a franchi ce même espace en vingt-une secondes; par conséquent, le premier a employé une vélocité égale à quatorze minutes vingt-quatre secondes par lieue; et le deuxième, une vélocité égale à seize minutes vingt-quatre secondes.

On a obtenu et évalué d'autres grands résultats. Les hommes faits ont généralement gagné un quart de force; et, dans ce sens, quatre d'entre eux valent aujourd'hui autant que cinq.

D'autres observations qui intéressent plus directement l'hygiène et la thérapeutique, ont constaté les bons effets de la méthode. Les enfans moroses ont repris l'expansion, l'hilarité naturelles à leur âge; quelques lymphatiques ont acquis une physionomie expressive, un coloris animé; et les faibles ont vu se développer rapidement leurs forces. Rien n'est plus commun que ces remarques; nous avons été nous-mêmes les témoins de la révolution heureuse opérée sur le teint olivâtre de deux adolescens, qui l'ont promptement échangé contre des traits plus expressifs, et des couleurs plus fraîches, plus fondues.

L'un des fils du gymnasiarque était presque toujours

à l'infirmerie du collége de Louis-le-Grand, fréquemment le dernier de sa classe, atteint d'une apathie, d'un dégoût pour l'étude, insurmontables ; il joignait à cela des tumeurs glanduleuses, des engorgemens lymphatiques, des maux d'yeux. Dix mois de la palestre ont dissipé son état valétudinaire, et l'ont rendu, en lui restituant l'énergie et l'émulation, aussi fort dans sa classe, qu'il était faible précédemment.

Le jeune Cau... éprouvait depuis long-temps un amaigrissement considérable qui n'avait pu céder à aucun moyen ; il était pâle, débile, et avait une telle faiblesse dans les jambes, qu'à peine pouvait-il soutenir une marche de quinze minutes. Envoyé dans la palestre par un de nos confrères, il épouva une amélioration aussi prompte que sensible ; et, après trente leçons, il put faire deux lieues à pied.

Tels sont les détails des remarques que nous avons faites dans une institution qui nous a paru un champ de féerie et de métamorphoses salutaires.

Un jour viendra où, les circonstances le permettant, on établira un bassin pour la natation, une salle d'escrime, et un manége pour l'équitation. A ces améliorations indispensables, on ajoutera une foule d'instrumens que réclame encore cet établissement, si bien en rapport avec les vrais principes de l'éducation physique. Alors, nous n'aurons plus rien à envier, ni à nos voisins, ni aux siècles antiques.

C'est une grande conception que d'avoir fondé une palestre dans une de ces enceintes où l'on renferme les enfans pour cultiver leur intelligence. Si cet exemple était imité dans ces grand cloîtres, qu'on désigne sous les noms de lycées ou de colléges, on rendrait au corps ce que les entraves lui ravissent ; et les maladies si communes à ces nombreuses réunions, telles que les fièvres cérébrales, pourraient diminuer dans une proportion fort étendue; et au lieu de chétives marionnettes, on rendrait à la société des individus sains de corps et d'esprit.

Nos observations nous portent donc à reconnaître que les jeux palestriques doivent développer l'énergie musculaire, et augmenter la force de la fibre motrice, en la rendant durable. Ils agrandissent la capacité de la poitrine, et favorisent ainsi le libre exercice des fonctions importantes dont elle est le siége. L'appareil des organes digestifs conserve toute la plénitude de son activité, et la nutrition s'opère par conséquent d'une manière plus parfaite. Si la gymnastique bornait là ses effets, elle manquerait une partie de son but, puisqu'elle n'embrasserait point l'ensemble de la constitution physique de l'homme. Mais on a fait l'importante observation qu'elle étendait son influence sur les sens dont elle perfectionne la justesse et augmente la force ainsi que la finesse.

A ces effets si désirables, nous pouvons ajouter ce que nous avons fait si souvent pressentir qu'elle corrige beaucoup de vices de conformation, qu'elle s'oppose puissamment à la fausse direction que peuvent prendre, soit la colonne épinière, soit les os des extrémités; enfin les propriétés vitales et organiques en reçoivent une activité plus salutaire, une énergie plus constante, et elle devient ainsi la source d'une plus grande longévité.

L'art de la palestrique, convenablement dirigé, s'appliquera aussi à fortifier les fonctions qui sont en souffrance, ou les parties de l'appareil locomoteur qui ont une débilité relative. Vous savez que les enfans ont une inclination toute particulière à se servir des membres qui répondent le plus activement à leur volonté, et cette fausse direction concourt encore à augmenter l'inégale répartition des forces ; car, pour répondre à son objet final, l'art cherche à établir l'harmonie entre les forces locomotrices, en perfectionnant sans cesse les parties les plus faibles. Ici l'art et les penchans sont en opposition manifeste. *Platon*, qui, par la profondeur de son génie, avait fait de si grands rapprochemens, et découvert tant de vérités utiles, voulait que les guerriers s'habituassent à être ambidextres, afin de ne pas avoir une bonne et mauvaise main. Déjà M. *Amoros* s'est soumis à l'observation de cet utile précepte, en employant de préférence la main gauche dans plusieurs exercices, et il se propose de compléter le développement des extrémités gauches, en les faisant travailler autant et plus que les droites, jusqu'à ce que l'équilibre soit établi.

Si nous dirigeons nos regards sur d'autres points importans de l'hygiène et de la pathologie, nous concevrons l'espérance fondée de voir affaiblir cette mobilité nerveuse, cette sensibilité morbide, si communes parmi nous. Nées de la mollesse, elles enfantent elles-mêmes, et les maladies hystériques, et les maladies vaporeuses, et les affections hypocondriaques. Corroborez l'économie vivante, vous les verrez disparaître.

Aux terribles effets de ses affections, se joignent des effets plus redoutables encore. L'agacement nerveux produit l'agacement de certains organes délicats et irritables; alors s'annonce, vers l'âge de la puberté, ce fatal et cruel défaut qui attaque la vie dans ses propres sources; mais on sait que la prédominance de l'appareil musculaire s'acquiert toujours aux dépens d'une sensibilité excessive et vicieuse. D'ailleurs l'exercice fait naître la lassitude, et la lassitude le sommeil. Si l'adolescent, succombant au besoin de repos, dort profondément, il n'est et ne peut être réveillé par les fantômes d'une imagination déréglée.

De ces données importantes, nous pouvons conclure que la gymnastique va devenir le remède unique d'un fléau dont on n'avait point trouvé le préservatif, et contre lequel il est toujours dangereux d'en proposer; car en parler, c'est provoquer des explications, c'est faire réfléchir sur ce qu'on doit ignorer, c'est ouvrir la porte au vice lui-même.

Les anciens ne concevaient pas une bonne institution sans l'aide de la musique : et M. *Amoros* connaît trop bien l'histoire de ce peuple chez qui nous allons chercher tous nos grands modèles, pour ne pas faire avec ses exercices une combinaison dont il devait attendre les plus heureux résultats : il ne s'est pas borné à introduire le rhythme pour maintenir l'ordre, la régularité, et obtenir la précision; il a porté plus loin la profondeur de ses vues, en donnant un but moral à tous les mouvemens, à tous les succès de ses élèves : ils apprennent donc chaque jour qu'ils seront utiles à leurs semblables dans mille circonstances critiques, si les manœuvres du gymnase leur deviennent familières. On s'étudie aussi à leur inspirer des idées de courage, de constance, de fermeté, d'élévation dans les sentimens; et ces préceptes, fortifiés par les leçons orales, se retrouvent sans cesse dans les cantiques composés et publiés à cet effet. Ceci explique pourquoi chacune des vertus a obtenu une récompense particulière et sa couronne, le jour de la distribution solennelle des prix.

Indépendamment des effets du rhythme sur l'harmonie et la précision des mouvemens, la musique a cet autre avantage qu'elle rend les pratiques, et moins monotones et plus agréables; l'ennui ne les accompagne pas; elles s'exécutent, au contraire, avec joie, et toujours avec un nouveau plaisir.

La musique adoucit, et c'était l'opinion des philosophes de la Grèce, ce que l'accroissement rapide des forces peut développer d'âpre dans les mœurs, de farouche dans le caractère. Aussi *Platon* et *Aristote* prescrivaient-ils de l'enseigner aux enfans dans les états le plus sagement constitués : elle est d'ailleurs, ce nous semble, convenable au génie d'une nation qui aime la gaieté et mêle les chants aux choses les plus sérieuses.

Vous anticipez, par la pensée, sur ce que nous avions à dire concernant l'influence hygiénique de la voix, et vous apercevez déjà qu'en agissant ainsi sur ses organes, en même temps qu'on le fait sur l'appareil locomoteur des extrémités, la poitrine doit recueillir plus de force, plus d'énergie ; ainsi donc, vous applaudirez à ce concours bien entendu du chant et du mouvement, harmonie de deux combinaisons qu'on peut, dans nos temps modernes, considérer comme un perfectionnement dû à notre savant gymnasiarque.

Si nous invoquons le témoignage de l'antiquité et celui des médecins modernes les plus illustres, nous serons convaincus de cette vérité, savoir que l'exercice de la voix, considéré dans toutes ses modifications est un moyen hygiénique et thérapeutique. *Hippocrate* le recommande expressément après le souper (1), et *Celse* indique à ceux qui ont des maux d'estomac, de faire une lecture, et après l'avoir achevée, de se promener, de jouer de la balle, de faire des armes, ou

---

(2) Καὶ ἀπὸ δείπνου δὲ ὁ τῆς φωνῆς πόνος μάλα ἐπιτήδειος. Foes, p. 372. 40.

toute autre espèce de mouvement qui agite les parties supérieures (1). Le même précepte est donné, par *Ætius*, à ceux qui souffrent de l'estomac, et qui sont sujets à des rapports acides. Il leur indique les exercices de la voix comme éminemment salutaires (2) ; l'anaphonèse (3) est également approuvée par *Cœlius Aurelianus* contre la céphalalgie et autres maladies. Dès le temps de cet auteur, on avait établi des règles très-minutieuses pour la cure de quelques affections, par ce procédé ; et, si nous les passons sous silence, c'est qu'elles seraient déplacées dans un simple rapport.

Il semblait que *Baglivi* n'établissait aucun doute sur l'efficacité d'un semblable moyen, lorsqu'il conseille aux goutteux, qui ne peuvent jouir de la libre locomotion, de s'exercer par la voix, soit en lisant tout haut, soit en causant avec des amis, soit en chantant ; car, ajoute-t-il, la lecture et le chant sont classés par *Plutarque* dans le rang des exercices (4).

A ces observations, nous joindrons celle de M. Tissot, qui conseille judicieusement de faire apprendre la musique de bonne heure à ceux qui sont atteints du bégaiement ; en les accoutumant à la belle prononciation du chant, ce serait les habituer insensiblement à une bonne manière d'articuler (5).

---

(1) *Si quis verò stomacho laborat post lectionem ambulare : tùm pilâ vel armis aliove quo genere, quo superior pars movetur, exerceri*, etc. Lib. I, chap. II, sect. V.

(2) *Vox egregiè convenit stomacho laborantibus et acidum eructantibus.*

(3) De ἀνὰ, par, et de φονὴ, voix.

(4) *Podagrici, si aliter exerceri non possint, exerceantur voce scilicet, vel libros alta voce legendo, vel cum amicis colloquendo, vel canendo, assidua namque lectio et cantus recensentur à Plutarcho inter genera exercitii. Baglivi*, lib. I, cap. IX, t. 1, p. 160.

(5) Gymnastique médicale, p. 307 et 311.

Plusieurs gens de l'art lui ont assuré avoir vu dans des couvens de jeunes pensionnaires très-délicates menacées de pulmonie, dont l'existence paraissait prête à s'éteindre, et dont la mauvaise constitution a changé en se livrant à la musique vocale. On les instruisait sans les contraindre, on paraissait ne vouloir que les amuser, et par ce moyen on réussissait à améliorer leur constitution, et à former leur talent.

Depuis long-temps, on agite parmi les médecins une question de la plus haute importance. Il s'agit de savoir s'il faut interrompre le chant vers le développement de la puberté. Cette proposition, trop générale pour être soumise à une solution exacte, n'est cependant pas hors de la sphère des calculs de l'analyse. Il nous semble en conséquence qu'elle est subordonnée à la force de l'adolescent, au degré d'imperfection des organes pulmonaires, et même du genre de voix qu'il possède.

En prenant ces données pour base, et en limitant avec rigueur le temps consacré à la musique, il nous semble utile de faire chanter chaque jour, à moins de lésions graves dans les voies aériennes, ou dans le cœur et l'aorte; mais on diminuera la somme totale du chant, soit dans la durée, soit dans la répétition, et on ne permettra que les tons graves. S'il nous était permis, après de si grandes autorités, d'appeler notre expérience en témoignage, nous dirions que nous avons eu quelquefois à nous applaudir d'une semblable méthode, conforme aux lois de la prudence et aux règles de l'hygiène.

Quelques observations générales, et qui sont d'un grand intérêt, trouveront ici leur place, pour ajouter à l'idée que nous concevons de la méthode de M. *Amoros*. Parmi ces remarques, nous placerons la marche graduelle des exercices ; la rotation qui leur est donnée pour multiplier les opérations, en faisant descendre les élèves par des routes différentes de celles qui leur avaient servi à monter ; l'émulation établie par des comparaisons continuelles entre deux ou plusieurs antagonistes ; le frein imposé à l'orgueil qui naîtrait des éloges, par le blâme attaché à la violation des règles et à la mauvaise exécution des exercices.

On n'oubliera pas aussi la hardiesse de plusieurs de ces manœuvres, si propre à vaincre la faiblesse d'esprit et la lâcheté, qui sont le fruit d'une mauvaise éducation; il faut aussi considérer la prudence avec laquelle sont ménagés les momens de repos, et la manière utile d'employer ce repos, en expliquant les élémens ou les principes de notre organisation et de nos mouvemens.

Enfin, il convient également de fixer nos idées sur l'observation exacte d'un règlement, bien conçu par M. *Amoros*, règlement où tous les principes d'ordre et de subordination se trouvent réunis ; sur le jury, composé des enfans les plus sages et les plus appliqués, et sur les moniteurs de ces mêmes élèves, pour diriger et commander les autres. Nous espérons que cette dernière partie de l'organisation du gymnase recevra un jour tout le développement dont elle est susceptible, car nous avons l'intime conviction que l'enseignement des exercices peut être, sans réserve aucune, soumis à la méthode mutuelle.

TROISIÈME PARTIE (1).

GYMNASTIQUE ORTHOPÉDIQUE.

Un local trop étroit, mais rempli de machines ingénieuses, a fixé notre attention, et n'a point trompé notre attente. Nous vous devions quelques documens sur cet établissement, le premier de ce genre fondé en France, et probablement en Europe. Il ne lui a manqué pour être une des institutions les plus curieuses, qu'un développement plus étendu de terrain. Alors nous y aurions vu créer une foule d'instrumens que nous devrions au génie inventif de M. Delacroix, chirurgien herniaire du roi.

Il serait trop long, probablement trop fastidieux de faire passer en revue tous les moyens imaginés par l'artiste habile pour le redressement des extrémités difformes, et notamment de la colonne épinière. Envisagé sous ce rapport, l'orthopédie est redevable de beaucoup de progrès à M. *Delacroix*, qui nous a livré avec confiance son cabinet de machines, et qui nous a fait communiquer des éclaircissemens par son estimable parent, M. *Delacroix*, chirurgien du duc de Bourbon et de la princesse sa sœur.

Passant sous silence les instrumens destinés uniquement à l'orthopédie, nous ne vous entretiendrons que de ceux où le mouvement imprimé peut remplir un but

(1) Cette troisième partie n'a point été communiquée à la société de médecine.

gymnastique. Nous allons esquisser la description des principaux, parce qu'on ne connaît pas encore de semblables modèles dans les gymnases, et parce que nous les avons jugés avantageux dans certains cas de pathologie.

1°. Le premier est un lit mécanique, à chassis mobile et fonds sanglé, auquel on donne à volonté une pente plus ou moins inclinée, et sur lequel on se couche.

Les bras élevés et fortement tendus au-dessus de la tête, dans une direction parallèle au corps, atteignent deux cordons; un mouvement alternatif de traction et de relâche, opéré sur ces deux cordons passés dans des poulies, fait remonter et descendre le corps, à l'aide du chassis mobile sur lequel il repose. En s'exerçant ainsi, on étend et fléchit tour à tour les genoux, de telle manière que les bras sont entraînés en haut et en arrière, ou ramenés sur les parties latérales du corps. Un ressort élastique, contre lequel viennent encore frapper les pieds lors de la descente du chassis, aide au renvoi de tout le poids vers la partie supérieure.

Dans cet exercice, tous les muscles des extrémités agissent avec effort pour transporter le corps en haut. C'est une espèce de nage sur le dos, qui donne beaucoup de souplesse aux articulations, et contribue puissamment au développement des parois de la poitrine.

Les malades trop affaiblis pour se transporter d'un lieu dans un autre, trouveraient dans cette invention un moyen salutaire d'obtenir de doux mouvemens proportionnés à leurs forces. On pourrait même leur imprimer ce balancement sans qu'ils fussent tenus au moindre effort. Il suffirait, pour arriver à ce résultat, qu'un aide opérât le mouvement de traction en agissant sur les deux cordes à poulie.

2°. Ce lit mécanique se transforme facilement en une autre machine, au moyen d'un siége, ayant la forme d'un banc que l'on fixe transversalement sur le fond sanglé, mobile; aux extrémités de ce siége, sont deux rames engagées par un anneau à deux chevilles fixées sur le siége. Le malade, assis très-commodément, peut imiter ainsi l'action de ramer, et prolonger l'exercice selon ses forces ou ses désirs.

3°. Au moyen d'une pédale, on communique à un cheval de bois, fixé sur un pivot à charnières, le mouvement du galop; et, tout en faisant éprouver des secousses ou un balottement utile à un enfant rachitique ou atteint du carreau, il reçoit les premiers rudimens de l'équitation.

4°. *Fauteuil mécanique.* Dans deux coulisses verticales sont engagées les parties latérales d'un fauteuil où s'assied le malade. Au-dessus de sa tête est une corde de poulie, qui sert à opérer l'ascension. Derrière le fauteuil se trouve un contre-poids qu'on augmente ou diminue selon la pesanteur du sujet; au bas de l'instrument est un marche-pied où sont montées deux semelles en bois qui s'éloignent ou se rapprochent par le moyen d'une vis de rappel, afin d'obliger à porter par degrés les pieds en dehors.

L'individu malade, ou seulement mal conformé, étant assis, il monte verticalement, ou descend à volonté, au moyen de la corde de poulie placée au-dessus de sa tête.

Ce mode d'exercice paraît convenir aux enfans qui ont un côté du thorax moins élevé que l'autre, parce qu'alors on ne fait communiquer l'impulsion qu'au moyen du bras dont le côté est plus bas; il est en même temps utile pour obliger à porter les pieds en dehors.

5°. *Mouvement de cloche.* Qu'on suppose une vaste meule en bois, coupée par moitié, de manière à former un demi-cercle plein; que sur le milieu de la corde de l'arc on place une poulie; qu'à l'un des angles on fixe une corde, et à l'autre un contre-poids; on aura une idée exacte de cette machine aussi simple qu'ingénieuse.

A l'aide de la corde et du contre-poids, qu'on peut d'ailleurs augmenter à volonté, le sujet le plus pesant s'élève de terre et descend alternativement. Il saisit le câble par les deux mains, si la poitrine a besoin de s'élever également; et, par une seule, s'il existe une déviation de la colonne vertébrale ou d'un côté du thorax.

6°. *Le puits.* Tous les praticiens s'accordent à recommander le mouvement qui a lieu dans l'élévation d'un seau du fond d'un puits. M. Delacroix a figuré le puits par une corde engagée dans une poulie simple, et ayant à son extrémité un contre-poids que l'on varie selon la force du sujet.

7°. *Le mât de cocagne.* C'est une espèce d'échelle à une seule branche, conservant absolument la position verticale du mât de cocagne ordinaire; mais les échelons alternes occupent les deux parties latérales jusqu'en haut, sans jamais se correspondre.

Pour y monter, on pose le pied sur le premier échelon, tandis que les mains vont en saisir deux autres au-dessus de la tête.

Le mouvement d'ascension, qui a lieu en spirale, se fait toujours le dos tourné au mât, la face en dehors, et en passant la tête sous l'un des bras, de manière à projeter la poitrine en avant, lorsque les bras sont fixés en haut et en arrière.

Cette manière nouvelle de grimper nous semble fort ingénieuse; elle contribue puissamment à élargir le thorax, et à développer les grâces; elle convient parfaitement aux personnes du sexe dont la poitrine est aplatie, et aux jeunes gens qui ont les épaules trop rapprochées, ou la cavité pulmonaire inégalement distribuée.

8°. *Tremplin mécanique.* Une longue et forte planche est fixée par une de ses extrémités à une profonde mortaise pratiquée dans le mur. Vers le milieu, on place un tabouret pour servir de point d'appui ; l'autre bout de la planche est mobile, et constitue ainsi un ressort élastique qui réagit sur la personne montée dessus. Là, les extrémités inférieures exécutent à volonté différentes sortes de pas, tandis que les mains s'attachent, pour le soutien du corps, à une traverse placée au-dessus de la tête. Cette traverse a ses deux extrémités engagées à angles droits dans deux tubes de fer, où sont placés deux ressorts à boudins. C'est par le moyen de ces deux ressorts que la traverse de soutien monte ou descend suivant les mouvemens, la grandeur du sujet, son poids et la force avec laquelle les bras s'appuient sur elle.

Cet exercice réunit à l'avantage des balançoires ordinaires, celui de maintenir le tronc dans sa rectitude. Il exerce presque tout l'appareil locomoteur à la fois, et communique un doux ballottement aux organes thorachiques et abdominaux.

Ajoutez qu'une espèce de casque, suspendu à un ressort élastique, peut au besoin soutenir la tête, si elle ne conserve pas son élévation naturelle, si elle est entraînée sur l'une des parties latérales du cou, ou si elle penche sur la capacité de la poitrine.

9°. *Les barillets.* Dans cet appareil, le corps est placé latéralement et soutenu par deux points opposés. Une des épaules est engagée à une épaulette qui, au moyen d'une courroie, va se terminer à un ressort mobile; la hanche opposée est également engagée dans une espèce de ceinture, dont l'extrémité s'attache en faisant plusieurs contours sur un barillet.

Alors le sujet fait à volonté, mais avec quelque effort, des mouvemens latéraux, tantôt sur la droite, tantôt sur la gauche. L'action s'exerce plus particulièrement sur les hanches et la cavité cotyloïde.

Nous admettons l'utilité de ce balancement latéral contre la conformation vicieuse du bassin, de la colonne vertébrale, contre sa raideur et l'ankylose de la tête du fémur.

10°. *Fauteuil à roulettes*. Nous avons jugé indispensable de vous entretenir d'un fauteuil destiné à ceux qui sont atteints de paralysie, d'ankyloses ou d'engourdissemens des extrémités inférieures. Par le secours de deux manivelles qu'on fait tourner en sens contraire, il reçoit le mouvement et la direction qu'on veut lui donner.

Si nous supposons un individu dont les bras affaiblis, atrophiés, demi-paralysés ou ankilosés, exigent un fréquent exercice, celui-ci peut être indiqué comme un des plus salutaires et des plus agréables.

11°. *L'Orthoskèle* (1). Tel est le nom que je propose de donner à un instrument fort compliqué dans lequel on enchâsse les pieds et les jambes, et qui, au moyen de courroies, fait progressivement porter les pieds en dehors, et les contient dans cette situation.

Cette machine a servi à redresser les jambes cagneuses d'un enfant. Au moyen de deux ressorts, il faisait mouvoir alternativement les deux pieds, et s'amusait autant du bruit que du mouvement.

Tel est, messieurs, le résultat de nos recherches, de nos observations, de nos rapprochemens. Nous aurions pu agrandir ce travail en consultant l'expérience

---

(1) D'ὀρθὸς, droit, et de σκέλος, jambe.

des siècles écoulés, en examinant ce que la raison dit en faveur des méthodes nouvelles. Mais alors, égarés sur un terrain qui n'est plus le nôtre, nous eussions abandonné la route tracée par le cercle de nos devoirs, nous eussions lassé et votre patience et votre attention.

Un jour, peut-être, des savans, pénétrés de l'importance des nouvelles institutions, feront une classification applicable aux diverses espèces de désordres qui peuvent être soumises au pouvoir de la gymnastique. Ils indiqueront sans doute le genre d'exercice qui convient spécialement à telle ou telle lésion, à telle ou telle disposition.

Alors seulement, cette branche importante de l'hygiène et de la thérapeutique aura acquis le dégré de perfection que réclame la sienne. Alors on verra se multiplier et les palestres particulières, et ces gymnases publics, si utiles pour fortifier la jeunesse, si indispensables pour reculer l'époque de la vieillesse, pour en éloigner les maux, les infirmités qui l'accablent si prématurément dans nos sociétés modernes : plus que toutes les panacées, les philtres et les secrets que le charlatanisme emprunte à l'ignorance pour exploiter la crédulité, les jeux gymniques opéreront les prodiges que l'humanité sollicite de l'art.

Saisissons avec activité cette ressource qui nous est offerte, replaçons dans le domaine de la médecine une branche de la science médicale que les anciens avaient créée, que le temps a vouée à l'oubli. Mettons à profit les gymnases que le zèle a fondés, en appelant de tous nos vœux, en provoquant de tous nos efforts la création de ceux que les besoins de l'humanité réclament.

V. BALLY, docteur médecin.

CHAPITRE PREMIER.

EXERCICES DES EXTRÉMITÉS INFÉRIEURES.

De la Marche, de la Course et du Saut.

De tous les exercices gymnastiques, la natation exceptée, une marche aisée et d'aplomb, le saut et la course doivent obtenir la préférence sur les autres, parce que ce sont les mouvemens les plus naturels à l'homme, et ceux dont nous avons le plus souvent besoin. Pour peu que l'on envisage les qualités physiques des jeunes gens que l'on destine à l'état militaire, où le succès des plus grandes entreprises dépend plus souvent de la rapidité avec laquelle elles sont exécutées, que de la grandeur des forces qu'on y emploie, on sera convaincu que la marche, la course et le saut, portés à un certain degré de perfection, doivent aplanir beaucoup d'obstacles dans les expéditions militaires, et procurer également, pour tous les états de la vie, un grand avantage à ceux qui se trouvent dans le cas d'en faire usage. Ce sont ces considérations qui m'ont engagé à mettre en tête de mes exercices ceux qui sont généralement reconnus les plus utiles, les plus faciles à apprendre, et ceux qui contribuent le plus au développement des forces et à la conservation de la santé.

En parlant de la marche, j'entends ce mouvement gracieux et noble au moyen duquel le corps, qui se transporte d'un lieu vers un autre, peut augmenter ou ralentir la rapidité de ses mouvemens sans déranger l'équilibre ni l'union des parties agissantes.

Marcher, c'est faire un mouvement progressif. Le corps reste un moment en station sur un pied, pendant que l'autre se porte en avant ; on fait alors tomber le centre de gravité du corps, de l'un des pieds sur l'autre, etc. (1).

On pourrait m'objecter que tout le monde sait ordinairement marcher, quand des défauts de conformation ou accidentels n'y mettent point obstacle; mais, par ma propre expérience, et pour peu que l'on y fasse attention, on aura souvent l'occasion de remarquer que l'on voit très-peu de personnes, quoique bien faites, qui possèdent en marchant le véritable aplomb, l'assurance et la dignité convenables. Ce mouvement bien exécuté fait apprécier, non-seulement la force du corps, mais plus qu'on ne pense peut-être, le caractère moral de l'individu.

DE LA MARCHE.

1er. Exercice. — *Pas ordinaire en place.*

EXPLICATION DES MOUVEMENS PRÉPARATOIRES.

Position (2).

Au commandement *placez-vous*, tous les élèves s'avancent sur une même ligne, en conservant entre

---

(1) Barthez.

(2) Lorsque l'on est dans le cas d'instruire beaucoup d'élèves, il est indispensable d'établir une discipline et des commandemens militaires, afin de pouvoir faire executer en même temps la plupart des exercices élementaires. Or, quand on se propose de faire ces exercices dans une chambre, il faut se munir de souliers de crins

eux une distance de la longueur du bras. Au commandement *alignez-vous*, chaque élève pose la main droite sur l'épaule gauche de son camarade, en allongeant ce bras de toute sa longueur, et tourne la tête à droite. Au commandement *fixe*, tous les bras tombent en même temps le long de la cuisse droite, et la tête reprend sa première position. L'instructeur place ses élèves comme il suit : la tête haute, les épaules effacées, le haut du corps bien d'aplomb sur les hanches, la ceinture rentrée, les jarrets tendus, les talons sur la même ligne, la pointe des pieds un peu en dehors. Les choses ainsi disposées, l'instructeur, placé devant le centre de la troupe, annonce l'exercice qu'il va commander, ayant soin surtout d'expliquer avec clarté les mouvemens que chaque élève doit faire. Par exemple : *Pas ordinaire en place*. Explication. Au mot d'avertissement *en avant*, chaque élève place ses mains sur les côtés, les doigts allongés sur le bas ventre, et le pouce sur les reins, et reste là (1).

Au commandement *marche*, chaque élève porte le pied gauche en avant, le jarret tendu, la pointe du pied inclinée vers la terre, et compte *un*, *deux*, en posant le pied à terre, la pointe avant le talon, et levant l'autre aussitôt ; puis il continue de compter tout bas, à temps égaux, jusqu'au commandement *halte*. Tous les mouvemens cessent alors, et les bras tombent le long des cuisses. Après cette explication, l'instructeur, placé devant le centre de la troupe, fait lui-même, avec précision, l'exercice qu'il propose, afin que cha-

(1) Par cette pression des mains contre les os du bassin, on augmente de beaucoup la force des extrémités inférieures, et on maintient son corps dans une contenance plus assurée que si les bras pendaient le long du corps.

cun puisse l'imiter. Dès qu'il a fait exécuter à chacun de ses élèves, en particulier, l'exercice qu'il vient de faire devant eux, il le fait répéter à deux ou trois élèves à la fois, à quatre, à six, ensuite à tous, exigeant surtout qu'il y ait beaucoup d'ensemble, c'est-à-dire, que tous lèvent et posent la jambe gauche en même temps. L'instructeur doit veiller avec soin à ce que ses élèves exécutent ce pas avec aisance et légèreté; il doit aussi exiger strictement qu'ils conservent pendant tous leurs mouvemens, la position de corps indiquée plus haut.

IIᵉ. Exercice. — *Conversions en place.*

Dès que l'instructeur s'aperçoitque ses élèves prennent de l'aplomb, il leur fait exécuter, en *marchant en place*, des conversions, tantôt à droite, tantôt à gauche; ensuite il les fait marcher au pas ordinaire, en avançant sur une même ligne, en colonne simple ou double (1), observant toujours l'ensemble et la position du corps.

IIIᵉ. Exercice — *Pas redoublé.*

Dans le pas redoublé, il faut que les pieds agissent avec une fois plus de vitesse qu'au pas ordinaire. L'instructeur doit observer la même progression que dans l'exercice précédent; c'est-à-dire qu'il fera marcher et exécuter les conversions en place, jusqu'à ce que ses élèves soient bien assurés dans cette allure; ensuite il les fait marcher en avant, en arrière, tantôt en colonne, tantôt de front.

(1) Deux files l'une sur l'autre.

IVe. EXERCICE. — *Pas accéléré.*

Celui-ci ne diffère du pas redoublé que par la grande rapidité avec laquelle les pas doivent se succéder. On observe les mêmes règles qu'aux précédens.

Ve. EXERCICE. — *Pas oblique.*

Il s'exécute de droite à gauche, ou de gauche à droite. Au commandement de l'instructeur, *oblique à gauche* ou *à droite*, toute la troupe se met en mouvement du côté indiqué, en levant la jambe (soit la droite), sans déranger la position du corps ; puis elle la pose à plat, en comptant un, deux. Un, c'est écarter la jambe droite; deux, c'est rassembler, c'est-à-dire, ramener la jambe gauche sur laquelle on reposait, vers la droite qui est écartée.

VIe. EXERCICE. — *Pas croisé.*

Le pas croisé sert à assouplir les hanches et les jarrets, à assurer le haut du corps sur les hanches, et à donner de la grâce aux épaules. Il s'exécute en deux mouvemens, de droite à gauche, ou de gauche à droite; Quand on croise à droite, la jambe gauche opère le premier mouvement en passant vers la droite, et celle-ci opère le second, en s'écartant du corps, dont le centre de gravité se porte sur la jambe gauche. L'inverse a lieu lorsque le pas s'exécute du côté opposé.

Cet exercice peut être fait d'une manière différente, en faisant passer la jambe qui croise par-devant l'autre, au lieu de la faire passer par-derrière.

VIIe. EXERCICE. — *Le pas français, ou la marche sur la pointe des pieds.*

Cet exercice peut être regardé comme préparatoire pour la course et le saut, parce qu'il développe puissamment les muscles internes des cuisses, ceux des mollets, et fortifie particulièrement les fléchisseurs des orteils. En contribuant à donner à la marche beaucoup d'aplomb et d'élégance, il a encore l'avantage d'habituer les élèves à garder l'équilibre sur des bases étroites. Les élèves sont placés sur une même ligne, dans la position et l'alignement indiqués plus haut. A l'avertissement de l'instructeur, *sur la pointe des pieds en place*, chaque élève pose les mains sur les hanches, et reste là; au commandement *enlevez*, chacun s'enlève doucement sur la pointe des pieds, en joignant les talons, les jarrets tendus, et reste dans cette position jusqu'au commandement *repos*, auquel tous les élèves appuient légèrement sur les talons, et les mains tombent dans les rangs.

Viennent ensuite, dans la même position, le pas redoublé, le pas accéléré, le pas oblique, le pas croisé en avant, en reculant et en allant de côté.

VIIIe. Exercice. — *La marche sur les talons.*

Cette marche a aussi l'avantage de fortifier les extrémités inférieures : elle s'exécute en avançant et en reculant. Pendant cet exercice, les jarrets sont toujours tendus, et le haut du corps penché en avant.

IXe. Exercice. — *Lancer en avant*, ou *le jet des pieds en place.*

On entend par cette dénomination l'action de jeter droit devant soi les pieds qu'on lève alternativement. Le mouvement s'exécute comme si l'on voulait lancer un coup de pied sec contre un objet quelconque. On peut aussi faire cet exercice en avançant et en reculant; quand ce mouvement est bien exécuté, il agit puissamment sur la région dorsale, et sur les muscles du bas-ventre. Ce mouvement est aussi très-utile pour se défendre contre un animal, ou même contre plusieurs ennemis. Les habitans des montagnes de plusieurs contrées de l'Europe (1) se battent de la sorte, sans faire usage de leurs mains, qu'ils placent dans leurs bretelles à hauteur des aisselles, ou sur leur dos.

X^e^. Exercice. — *Le pas rompu.*

Dans le pas ou la course rompue, on fait trois pas accélérés et trois pas au petit trot, en comptant un, deux, trois; un, deux, trois.

Cette allure présente de très-grands avantages dans les marches forcées, où l'on doit faire beaucoup de chemin en peu de temps, sans avoir égard aux obstacles locaux. Pour peu que l'on y soit habitué, on peut faire deux lieues par heure, et soutenir cette allure pendant plusieurs heures de suite, sans se fatiguer beaucoup; car ce changement alternatif du pas accéléré, au trot, donne aux poumons le temps de se dilater sans beaucoup d'efforts. Pendant les pas accélérés, les muscles et les articulations des extrémités inférieures jouissent d'un repos momentané, et acquièrent de nouvelles forces.

ÉQUILIBRES SUR LE BANC ET LE MAT DE VOLTIGE.

Pour augmenter la force des muscles et des articulations des cuisses, des genoux et des pieds, et afin de

---

(1) En Angleterre, les Écossais. Dans le canton de Berne (Suisse), les habitans du Gougisberg.

rendre ces parties plus souples, on fait faire à chaque élève en particulier les exercices suivans. Placé devant le milieu d'un banc ordinaire, qui est à la hauteur du genou, on lève un pied que l'on pose à moitié dessus; en portant tout le poids du corps sur la pointe du pied, on force le talon à toucher l'une des fesses; les bras pendent, les épaules sont effacées, les poings sont fermés, et la jambe tendue, qui repose à terre, ne doit point toucher le banc. (*V.* tab. 3, fig. 1.) On exercera alternativement les deux jambes. Quand on est parvenu au point de garder cette position pendant quelques minutes, on peut essayer de se tenir en équilibre, en portant tout le poids du corps sur la pointe du pied, ayant soin de lever le pied qui est à terre, et d'étendre les bras en avant, les poings fermés, pour faciliter l'équilibre, et éviter quelque chute imprévue (*V.* tab. 3, fig. 2.)

1er. Exercice. — *L'équerre simple.*

Quand on est parvenu au point de garder l'équilibre pendant plusieurs minutes, tantôt sur l'une, tantôt sur l'autre jambe, il faut essayer de porter en avant (en la passant au-dessus du banc, sans changer de position) la jambe sur laquelle on ne pose pas, et de l'étendre aussi droite que possible, en baissant la pointe du pied. (*V.* tab. 3, fig. 3.) On la ramènera ensuite à sa première position, sans perdre l'équilibre. Faites la même chose des deux jambes. Quoique facile en apparence, cet exercice est plus important qu'on ne le croirait.

Pour bien exécuter ces mouvemens, et en obtenir les avantages que l'on se propose, il faut les répéter souvent; et, d'après mon expérience, je puis assurer que c'est la meilleure préparation pour la course et le saut.

Pour faciliter cet équilibre à ceux de mes élèves qui ont les cuisses trop charnues, ou trop peu d'élasticité dans les jointures du coude-pied, des jarrets et des hanches, je me place à cheval sur le banc, et j'aide à leur développement en appuyant avec le bras droit, le long de la cuisse de l'élève, mon coude placé sur son genou, et ma main ouverte sur la partie supérieure de sa cuisse. Ma main gauche force le talon du pied sur lequel on pose, à ne point trop se lever, ce qui ferait glisser la pointe en arrière, et tomber l'élève le genou sur le banc.

11ᵉ. EXERCICE. — *Replier en arrière, toucher des trois.*

Dès que j'aperçois quelque développement dans les parties que j'exerce, je place mon élève le dos tourné au banc; je prends la jambe opposée au côté où je suis : par exemple, si je suis à la droite de l'élève, c'est la jambe gauche que j'exerce; je place le coude-pied de mon élève, depuis la première articulation du gros orteil, sur le banc; j'enveloppe de mon bras gauche la partie supérieure des cuisses; ma main droite dirige les mouvemens des reins que l'on doit plier en avant. Les choses ainsi disposées, je porte mon élève en arrière, jusqu'à ce que le talon du pied posé sur le banc vienne toucher la fesse. La jambe qui pose à terre doit plier à proportion du rapprochement du talon vers son but. (*V.* tab. 3, fig. 4.) Répétez la même chose très-souvent sur les deux jambes.

L'élève essaiera ensuite tous ces exercices sur un banc, à la hauteur du milieu de sa cuisse. (*V.* tab. 3, fig. 5.) Cela fait, il essaie, dans l'équilibre de l'exercice onzième. (*V.* tab. 3, fig. 2), de se lever droit sur la jambe, et cela sans élan. Ceci s'exécute en appuyant fortement sur la pointe du pied ; on porte le haut du corps en avant, les bras tendus, les poings fermés ; et, pour faciliter l'équilibre, on tend en arrière la jambe sur laquelle on ne pose pas. On gardera cette position aussi long-temps que possible. (*V.* tab. 3, fig. 6.) Pour revenir d'où l'on est parti, il faut plier sur la pointe du pied qui pose, et descendre sans chute.

IIIe. Exercice. — *Le double équerre*, ou *l'angle droit.*

L'élève, étant parvenu à faire tous ces exercices avec beaucoup de facilité, essaiera, une fois élevé sur le banc, d'étendre une jambe en avant, aussi droite que possible, jusqu'à ce qu'elle forme un angle droit avec l'autre jambe. (*V.* tab. 3, fig. 7.) Il tâchera de faire cet exercice alternativement sur les deux jambes. C'est principalement à la suite de tous ces mouvemens que les muscles et les articulations des extrémités inférieures se fortifient et deviennent plus souples.

IVe. Exercice. — *Toucher du genou.*

Le mât de voltige placé à la hauteur du genou, l'élève pose un pied dessus, et, en se tenant au mât avec les deux mains qui sont de chaque côté du pied posé, il glisse son corps, appuyé sur la cuisse levée en avant et en arrière (*V.* tab. 4, fig. 11.) En pliant la jambe sur laquelle il repose, il essaie de toucher la terre avec le genou de l'autre jambe (*V.* tab. 4, fig. 12.), et ensuite de revenir à la première position, sans lâcher le mât.

Ve. Exercice. — *La chasse en avant et en arrière.*

C'est une répétition des exercices précédens. Ils servent particulièrement à augmenter la force et l'élasticité des muscles et des articulations des extrémités inférieures. La position gênante que l'élève est obligé de garder pendant la chasse, a l'avantage de le préparer à d'autres exercices plus difficiles encore. Placé sur le mât comme on l'est à cheval, on lève le pied (le droit, par exemple) que l'on pose à plat sur le mât, le talon aussi près de la fesse que possible. On se lève sur la pointe du pied, en portant le poids du corps en avant, sans toucher au mât avec les mains; la jambe gauche doit pendre perpendiculairement, la pointe du pied baissée. Dans cette position, gardez l'équilibre pendant plusieurs minutes : ensuite, tendez la jambe gauche en avant. (*V.* tab. 3, fig. 3.) Posez le talon sur le milieu du mât; portez, par le secours de la pointe du pied droit, tout le poids du corps sur l'autre jambe, ayant soin de prendre la même position, et cela alternativement jusqu'au bout du mât.

Parvenu au point de faire plusieurs fois le trajet du mât en avant, sans l'assistance du maître, l'élève peut essayer d'aller en arrière, en faisant les mêmes équilibres qu'à l'exercice précédent. En avant, c'étaient la pointe et le talon qui agissaient : en arrière, ce sont les pointes des pieds qui sont les supports. La jambe qui pend est tendue en arrière, jusqu'à ce que la pointe pose sur le milieu du mât, de sorte qu'on puisse porter sur elle tout le poids du corps.

Pour bien exécuter ce mouvement, et faire en sorte que la pointe du pied puisse bien saisir le milieu du mât, il est indispensable de faire observer à l'élève que sa hanche, son genou et son talon formant un angle droit, la pointe de son pied se trouvera immanquablement au milieu du mât, si son corps est bien placé, et qu'il ait un équilibre juste (1).

(1) Dans tous ces exercices; les bras seront tendus en avant, et les poings fermés; car, si par là on ne prévient pas entièrement

VIe. EXERCICE. — *La marche sur des objets étroits mobiles.*

Cette habitude peut nous être d'une grande utilité, et nous tirer de mille dangers, surtout dans certains pays, où souvent une poutre, un arbre, ou une planche mal assurée, sont les seuls ponts au moyen desquels on puisse traverser des torrens et des précipices. Il est donc important d'accoutumer les jeunes gens à ce genre de marche. C'est sur le mât de voltige que nous les préparons à franchir beaucoup d'obstacles sans le moindre danger. Le mât de voltige est un sapin dépouillé de son écorce, de la longueur de cinquante à quatre-vingts pieds, ayant dix pouces de circonférence à son plus gros bout (*V.* tab. 2, fig. 10.) Les deux tiers de sa longueur sont placés sur des tréteaux de six pieds de hauteur, à coulisses, et percés dans leur largeur de trous, à trois pouces de distance les uns des autres, au moyen desquels, avec l'aide de deux chevilles de fer, une dans chaque tréteau, on peut hausser et abaisser le mât de voltige. J'appelle cet instrument mât de voltige, parce que la partie qui pose entre les tréteaux me sert pour la voltige élémentaire (*V.* tab. 2, fig. 10.) La partie immobile fixée sur les tréteaux est proprement le *mât de voltige*; l'autre tiers s'appelle *balancier*.

Les exercices que l'on fait sur cet instrument sont en grand nombre, et fort variés. Pour les enfans de huit à dix ans, les premières leçons sont la marche en avant et en arrière; le balancier n'est alors fixé qu'à deux

---

une chute, on l'empêche du moins d'être dangereuse. Les épaules seront toujours bien effacées. L'instructeur se trouvera à côté de l'élève au commencement de cette leçon, moins pour le rassurer, que pour veiller à la justesse de l'exécution des mouvemens.

pieds de terre. On le hausse ensuite graduellement, pour accoutumer les enfans à ne plus s'effrayer de la hauteur où ils se trouvent. La tête haute, les épaules effacées, les poings fermés, et les bras étendus horizontalement des deux côtés du corps, contribuent beaucoup à maintenir l'équilibre, et donnent à l'élève une contenance gracieuse et assurée.

Nos premiers exercices sur le mât sont la marche en avant et en arrière, faire un demi-tour et retourner à l'endroit d'où l'on est parti, sans tomber; courir en avant, en arrière, et garder l'équilibre, tandis que le mât balance; changer de place avec un camarade qui vient à votre rencontre, c'est-à-dire, que chacun continue sa marche en évitant son camarade, et cela sans tomber à terre.

La chasse en avant et en arrière, dont nous avons parlé précédemment, fait aussi partie des équilibres sur le mât.

Tous ces exercices deviennent très-difficiles quand on augmente le balancement du mât. On peut aussi exécuter plusieurs équilibres debout : par exemple, l'élève essaiera de se poser alternativement sur chaque jambe, et de faire toutes sortes de mouvemens avec celle qui est levée. Il essaiera aussi de porter à son front le pied sur lequel il ne pose pas; ensuite, deux élèves à peu près de la même force, placés dans le milieu du mât, essaieront, en se donnant de petits coups sur les mains et les épaules, à qui gardera l'équilibre le plus long-temps. Aussitôt que mes élèves ont acquis, par les différens exercices que je viens d'indiquer, la faculté d'exécuter avec promptitude et dans un parfait équilibre, toutes les manœuvres que je leur fais faire, je les accoutume à courir en avant et en arrière sur des objets extrêmement étroits, premièrement immobiles, dans la suite mobiles : par exemple, sur l'épaisseur d'une planche de deux pouces, et même d'un. La facilité avec laquelle des jeunes gens bien exercés courent avec assurance sur des objets aussi étroits fixés à différentes hauteurs, et à la fin mobiles, doit leur procurer des moyens sûrs de franchir mille obstacles, auxquels la plupart des autres hommes n'auraient à opposer que le découragement ou la terreur.

Remarque. Quand, dans les exercices sur le balancier, on se propose de sauter, après avoir atteint le bout du mât, il faut se lancer aussi loin que possible, soit en avant ou de côté, afin que l'extrémité du mât ne puisse pas nous atteindre en se relevant (1).

PASSAGE DU PONT MOUVANT OU ÉLASTIQUE,

Afin d'accoutumer les jeunes gens à marcher sur des objets mouvans dans plusieurs directions, et à différentes hauteurs.

Le désir de prévenir les accidens qui arrivent tous les jours aux personnes qui se trouvent forcées (pour ne pas faire un détour de quelques lieues) de traverser un canal, un torrent, un précipice même, sur des ponts ou des planches mal assurées, quelquefois très-élevées, et souvent fort étroites, m'a donné l'idée de construire un instrument, au moyen duquel on pourrait accoutumer les jeunes gens à marcher sans difficulté sur des objets mobiles, dans tous les sens, d'un très-petit dia-

(1) L'instructeur arrête le mouvement du balancier.

mètre, et élevés à différentes hauteurs. Quoique très-simple en apparence, je crois pouvoir assurer que mon pont élastique remplit parfaitement le but que je m'étais proposé. En effet, aucun de mes instrumens n'est plus propre, en augmentant la force et l'élasticité des extrémités inférieures et des régions dorsales et lombaires, en forçant les hanches, ainsi que la poitrine, de se porter en avant, à augmenter le courage des jeunes gens, à les préserver ou à les guérir entièrement des vertiges auxquels la plupart des hommes faits sont sujets, quand ils se trouvent sur des objets mouvans à une certaine hauteur. Les exercices que l'on fait sur cet instrument ont encore le grand avantage d'accoutumer à reprendre l'équilibre, quand on tombe inopinément, n'importe de quelle hauteur et dans quelle direction. Ajoutez à tout cela le plaisir qu'il y a à vaincre les difficultés qu'on éprouve la première fois pour traverser notre pont chancelant. Plusieurs enfans l'ont traversé à la première leçon; mais jamais aucun homme fait n'a pu parvenir la première fois jusqu'au milieu, quand il était élevé à six pieds, et les planchettes affaissées de trois pouces; beaucoup n'ont pas même osé quitter la première marche (1).

Cet instrument est formé de deux poutres parallèles, jointes par des traverses de trois pieds de longueur. Les deux traverses des extrémités sont en bois de chêne :

(1) «Quelles que soient l'énergie et la souplesse des muscles qui se contractent sur les diverses articulations, leur jeu ne pouvant dans aucun cas empêcher la chute du corps, lorsque la ligne de propension de son centre de gravité ne porte plus sur la base de sustentation, il est de la dernière nécessité d'apprendre aux jeunes gens à prévenir les chutes, ou à les rendre moins dangereuses, quand elles sont inévitables.» BARTHEZ.

celles du milieu sont deux verges de fer d'un pouce de circonférence, dont les deux bouts pointus sont fichés dans les poutres. Chacune des poutres est garnie de chevilles de bois dur. Ces chevilles, qui sont à un pied de distance l'une de l'autre, servent à soutenir les cordes parallèles auxquelles les planchettes ou marches sont assujetties par le moyen des petits crampons. Les deux bouts de la corde sont fixés dans les poutres à un pied de la première cheville. A l'autre bout, la corde étant assujettie dans un crochet à vis et tourniquet, on peut tendre ou lâcher les cordes à volonté : ce qui rend l'exercice plus ou moins difficile. Le pont dont je me sers a cinquante pieds de longueur, sur trois de largeur; il est soutenu par quatre poulies : ce qui procure le moyen d'établir une pente plus ou moins rapide, d'élever ou d'abaisser ledit pont, selon les exercices que l'on veut faire. Pour prévenir les accidens, et obtenir de cet instrument tous les avantages que je m'étais promis, je l'ai placé de manière à pouvoir le mettre en mouvement dans toutes les directions, sans qu'il rencontre aucun obstacle. (*V.* tab. 2, fig. 11.) On conçoit aisément que, ce pont recevant en même temps par la pression de celui qui marche dessus le balancement perpendiculaire, horizontal en avant et en arrière, et quelquefois de droite à gauche, il serait extrêmement difficile de résister à la secousse que l'on éprouverait sur le pont, s'il rencontrait un objet quelconque lorsqu'il est, en mouvement; voilà pourquoi je l'ai suspendu dans un espace libre.

1er. Exercice. — *Le pas chancelant.*

Pour cet exercice, l'élève placé entre les poulies, sur le premier degré, porte le pied droit au milieu de la seconde planchette sur laquelle il prend l'équilibre.

(*V*. tab. 2, fig. 11.) Dans les premières leçons, le pont a depuis vingt-cinq jusqu'à trente degrés de pente, et ne doit avoir d'autre mouvement que celui que l'élève lui communique. Les cordes parallèles doivent être assez tendues pour que les planchettes ne s'affaissent pas trop. Pour arriver au point le plus élevé, c'est par la partie basse que l'on doit commencer.

Remarque. Pour aller en avant avec aisance et sûreté, il faut, en prenant l'équilibre avec précaution sur la jambe qui se trouve devant, porter le haut du corps en arrière, avancer les hanches, et ne faire précéder le pied qui se trouvait le dernier, que lorsqu'on est sûr de son équilibre. L'instructeur ne doit jamais permettre que deux élèves soient en même temps sur le pont. Dans les premières leçons, il ne permettra pas non plus que l'on revienne sur ses pas. Cet exercice est trop difficile pour les commençans; il faut en outre saisir toutes les occasions qui peuvent se présenter pour les faire sauter de différentes hauteurs et sur des objets en mouvement, dans des directions diverses.

11e. Exercice. — *Le pied marin* ou *fléchir*.

Aussitôt que les jeunes gens commencent à marcher avec assurance sur le pont, tandis que l'un des plus adroits fait le trajet, on communique à l'instrument un faible mouvement horizontal, en le poussant tant soit peu dans le centre. On répète la même chose après avoir hissé le pont à différentes hauteurs, sans lui donner de pente. Si on veut rendre l'exercice encore plus difficile, après avoir donné plus de chute aux degrés, on peut hisser le pont horizontalement à douze pieds perpendiculaires, et ensuite communiquer un faible mouvement à la machine. Plusieurs de mes élèves font cet exercice, le pont étant hissé à quatorze pieds, et sautent de cette hauteur sans se faire le moindre mal.

IIIe. Exercice. — *Passage de la poutre isolée.*

Dès que mes élèves font avec assurance tous les exercices précédens, je les accoutume à marcher sur une poutre isolée, suspendue par les bouts dans un espace libre. (Pour les dimensions de la poutre isolée, voyez tab. 2, fig. 11.)

Dans le commencement, l'instructeur, après avoir couvert d'un sable profond l'espace où se meut la poutre, commence par faire marcher ses élèves dessus, en leur donnant le bout du doigt. Il est entendu que l'instrument doit être fort peu élevé, dans les premières leçons. On augmente en hauteur, à proportion des progrès de l'élève.

ÉQUILIBRES DE PIED FERME.

INTRODUCTION A LA DANSE.

L'élève debout, les talons sur la même ligne, bien d'aplomb sur les hanches, la tête haute, les épaules effacées, les bras en l'air et parallèles avec la tête, les poings fermés; telle est la position qui précède nos exercices de pied ferme.

Ier. Exercice. — *Balancer sur une jambe.*

Ce mouvement s'exécute toujours en place, tantôt sur l'une, tantôt sur l'autre jambe. Au commandement sur la jambe gauche, *balancez*, on enlève les bras parallèles aux oreilles, on porte en avant la jambe droite tendue, on la lève aussi haut que possible, et comptant *un*, *deux*, en la posant à terre, le talon du pied droit devant la boucle du pied gauche, celui-ci se porte aussitôt en arrière, on le ramène à sa place pour enlever l'autre, qu'on lève en avant et ainsi de suite. Ce mouvement doit s'exécuter à pas égaux. Pendant cette action, le haut du corps et les bras se portent toujours dans la direction opposée à la jambe levée. Quand c'est la jambe droite qui se lève en avant, le haut du corps penche en arrière; le contraire a lieu quand la jambe gauche se lève en arrière. Dès qu'on veut changer de jambe, sans interrompre la mesure, on porte en avant celle qui se trouvait derrière. On doit observer soigneusement de placer toujours le talon du pied qui lève devant la boucle du pied qui se trouve derrière. On ne doit augmenter la rapidité de la mesure que lorsque les élèves exécutent ce mouvement avec beaucoup d'aisance et de justesse.

IIe. EXERCICE. — *Le pas d'école ou pas d'équilibre.*

Il s'exécute en levant l'un des pieds (soit le gauche); on le porte en avant, le jarret tendu, la pointe du pied inclinée vers la terre, les bras et la poitrine en avant, la tête haute, et le haut du corps bien d'aplomb sur les hanches. On reste un moment dans cette position (*V*. tab. 9, fig. 70); ensuite on pose à terre le pied qui était levé, pour enlever l'autre en arrière, le jarret et le coude-pied tendus; on reste un moment dans cette position, ensuite on porte doucement, et sans déranger le haut du corps, la jambe en avant, et on la pose à terre, après avoir gardé l'équilibre un instant, ainsi de suite, tant que l'exercice dure. Quand on exécute bien tous les mouvemens, on ne doit jamais faire plus de trois pas à la minute.

Ces mouvemens souvent répétés rendent la marche plus facile et plus précise, l'habitude de se mouvoir se contracte ; on finit par acquérir, sans s'en apercevoir, une marche aisée et d'aplomb (1).

IIIe. EXERCICE. — *Premier équilibre.*

Pour prendre cet équilibre, on lève lentement une jambe, par exemple, la droite, ayant soin de lever le talon avant la pointe; et, sans déranger la position du haut du corps, on lève le genou jusqu'au niveau de la poitrine, ensuite la main droite tombe doucement entre les cuisses, et va saisir la jambe levée au coude-pied, et reste là. (*V*. tab. 3, fig. 8.)

IVe. EXERCICE. — *Toucher droit.*

L'élève, placé comme on vient de le voir, porte le haut du corps en avant, plie sur la jambe qui le soutient, et tâche de toucher la terre avec le genou de la jambe levée (2). Ayant touché la terre, il doit se relever sans lâcher la jambe, ni perdre l'équilibre, et retrouver sa position première. Dans la troisième planche la fig. 9 représente le moment où il se penche vers la terre ; la fig. 10 de la même planche, le moment où il se relève, pour reprendre le premier équilibre.

V^e^. EXERCICE. — *Toucher croisé.*

Sans déranger la position du corps, on lève doucement la jambe gauche en arrière, la main droite tom-

---

(1) Si le volume des membres augmente en raison des exercices que l'on fait, il n'y en a point qui soient plus propres au développement des cuisses et des molets, que tous ceux que j'indique dans le chapitre des extrémités inférieures.

(2) Ici le poids du corps porte sur la jambe gauche, tandis que le genou droit touche légèrement la terre.

bant derrière la cuisse du même côté, saisit le pied gauche sur le coude-pied ; ensuite on plie doucement sur la partie droite, jusqu'à ce que le genou touche la terre, et on se relève sans lâcher la jambe.

VIe. EXERCICE. — *Toucher de la pointe.*

Après avoir développé avec grâce, on lève la jambe, soit la droite, que l'on étend doucement en arrière, le jarret et le coude-pied tendus (*V*. tab. 3, fig. 6) ; on porte le haut du corps et les bras en avant ; et, quand la jambe levée a atteint son plus haut point d'élévation, on plie doucement sur la jambe qui pose, jusqu'à ce que la pointe du pied enlevé touche la terre, sans que l'on soit obligé de baisser beaucoup la jambe. Le haut du corps repose sur la cuisse. En se relevant sans secousse, il faut garder l'équilibre, jusqu'à ce qu'on soit revenu au point d'où l'on est parti.

VIIe. EXERCICE. — *Toucher du talon.*

De la position indiquée, on porte la jambe tendue en avant (*V*. tab. 3, fig. 7) ; on plie doucement sur la jambe qui pose jusqu'à ce que le talon de la jambe tendue touche à terre ; ensuite on se relève sans perdre l'équilibre, ni déranger la position de la jambe tendue (1).

Ces exercices, ainsi que les précédens, peuvent être considérés comme la meilleure introduction à la danse, parce que la plupart tendent à accoutumer les jeunes gens à prendre et à garder différens équilibres, tandis

(1) Il est entendu que tous ces exercices se font avec l'une et l'autre jambes.

qu'ils développent, dans tous les sens, leurs membres avec grâce et élégance. Par leur grande simplicité, ces exercices présentent encore l'avantage de pouvoir être exécutés dans un local très-peu vaste, et sur toute sorte de terrains.

DE LA COURSE.

La course ne diffère de la marche que par la rapidité des mouvemens : on peut voir par là combien elle est naturelle et utile à l'homme. Les avantages que nous procure cet exercice, sont incalculables ; ses effets salutaires influent, d'une manière très-visible, sur l'individu qui s'y livre, et se reproduisent dans toutes les circonstances de la vie. La course favorise les développemens de la poitrine, dilate les poumons, et préserve cet organe précieux des maladies les plus dangereuses et les plus redoutables. En contribuant beaucoup à nous rendre sains et vigoureux, cet exercice peut encore servir à nous soustraire à une infinité de dangers. En effet, combien de personnes n'ont-elles point été victimes de leur incapacité dans cet exercice ! Combien de malheureux soldats auraient échappé à une dure captivité, et même à une mort cruelle, s'ils eussent été accoutumés, dans leur jeunesse, à courir vite et longtemps ! Souvent des circonstances imprévues nous exposent à fournir une carrière rapide ou de longue haleine ; nos intérêts les plus chers nous y forcent, le salut même des personnes que nous chérissons le plus, notre propre conservation peuvent dépendre de la célérité avec laquelle nous franchissons un espace quelconque. Qu'arrive-t-il à la suite d'un exercice aussi violent, quand on n'y a jamais été préparé ? quelquefois les maladies les plus graves, le chagrin de voir manquer une entreprise de laquelle notre bien dépend, ou, ce qui est plus cruel encore, de voir périr sous nos yeux des personnes qui nous étaient chères, et que nous aurions pu sauver, si nous fussions arrivés quelques secondes plus tôt. Sans craindre de trop hasarder, on peut dire hardiment qu'il en est de la course comme de la marche. Si on ne voit que très-peu de personnes courir avec grâce et légèreté, on en voit encore bien moins courir vite et long-temps. Beaucoup de gens peuvent à peine parcourir l'espace de quelques cents pas, sans être hors d'haleine, et dans l'impossibilité d'aller plus loin, parcequ'ils exécutent ce mouvement avec un désavantage réel. Les uns, en balançant les bras avec trop de violence, agitent les muscles pectoraux, et compriment, par là, le mouvement de la respiration ; d'autres, en jetant en avant leurs genoux qu'ils plient, et en faisant de grands pas, se fatiguent très-vite, et perdent beaucoup de temps. Ceux qui relèvent les jambes contre le haut des cuisses n'avancent point, quoiqu'ils travaillent beaucoup. Il est aussi très-désavantageux, pendant la course, de renverser le haut du corps en arrière, de faire de trop grandes enjambées, d'appuyer trop sur le sol, et de respirer trop précipitamment. Pour courir vite et avec grâce, il faut, pour ainsi dire, raser la terre, en portant les jambes tendues en avant, s'enlever d'un pied sur l'autre, avec beaucoup de vélocité, et faire succéder rapidement le mouvement des pieds.

Pendant la course, le haut du corps est penché un peu en avant : les bras sont, pour ainsi dire, collés au corps à la hauteur des hanches, les poings fermés, les ongles en dessus.

L'instructeur doit non-seulement faire attention que

ses élèves ne contractent point de mauvaises habitudes qui leur rendent la course difficile ; mais il doit encore leur enseigner tous les petits avantages qui, en la rendant plus facile, leur procurent les moyens d'éviter ce qui est nuisible pour la santé. Il est indispensable que l'instructeur soit lui-même bon coureur, et très-exercé dans les différens genres de course ; car il doit souvent suivre ses élèves pour les empêcher de faire de faux mouvemens, et veiller surtout à ce qu'ils ne se forcent pas. Ce n'est qu'en suivant ses élèves, et en arrivant au but avec eux, qu'il pourra juger de leurs forces, et de ce qu'ils sont capables de supporter.

En les suivant dans la course, il observe encore ceux qui respirent trop vite, ou qui se fatiguent inutilement en relevant les pieds trop en arrière ; enfin, au bout de la carrière, a bien soin que chaque élève penche le haut du corps un peu en avant, pour faciliter la respiration.

MOUVEMENS PRÉPARATOIRES.

1er. Exercice. — *Courir en place.*

Cet exercice sert à donner beaucoup de jeu aux hanches ; il accoutume les jeunes gens au jet des pieds pendant la course, et donne à l'instructeur les moyens de régulariser les mouvemens de la respiration (1).

Au commandement *en avant!* les élèves replient les

(1) Il est très-avantageux d'accoutumer les jeunes gens à faire de grandes inspirations pendant la course « Le concours soutenu de la contraction du diaphragme, et de l'action de l'air retenu dans les poumons, fait que la répétition des mouvemens de la respiration sont moins fréquens, et en même temps il assure à la poitrine un degré considérable de dilatation et de fixité (Barthez). » On peut voir par là que ce n'est que par un exercice continuel et bien ménagé que l'on peut acquérir ce qu'on appelle communément la force d'haleine.

bras à la hauteur des hanches, les poings fermés, les ongles en dessus. Au commandement *marche!* chacun porte en avant la jambe gauche tendue, la pointe plus bas que le talon, et compte *un*, en posant à terre; *deux*, en levant aussitôt la jambe droite, qui exécute le même mouvement que la première, et continue à compter *un, deux, un, deux*, à temps égaux, jusqu'au commandement *halte!* Dès que l'instructeur s'aperçoit que ses élèves sont bien assurés dans cette allure, il doit les faire passer, à chaque reprise, de l'allure modérée à l'allure prompte, et de celle-ci à l'allure précipitée: ensuite, rétrograder; c'est-à-dire, revenir à la première allure, en observant la même gradation. C'est la voix de l'instructeur qui dirige les mouvemens.

IIe. EXERCICE. — *Enlever et tomber juste.*

Pour accoutumer les jeunes gens à prendre la position de la course, l'instructeur place son élève le pied droit en avant, éloigné d'un pas du pied gauche, le haut du corps un peu penché en avant, les poings fermés, et pour ainsi dire collés le long des hanches, tout le poids du corps portant également sur les deux pieds. Les choses ainsi disposées, l'instructeur fait partir son élève et le suit, en comptant plusieurs fois, *un, deux*, et augmentant de vitesse. Il veille avec soin à ce que l'écolier tombe et s'enlève toujours sur la plante des pieds, et qu'il ait, en courant, le haut du corps un peu penché en avant. Les bras sans roideur ni mollesse suivent naturellement l'impulsion communiquée par les autres mouvemens du corps.

IIIe. EXERCICE. — *Course du carré.*

Aussitôt que l'élève peut courir juste sur les deux jambes, c'est-à-dire, qu'il est d'à-plomb sur les hanches et les jarrets, on peut lui faire parcourir un carré, dans le milieu duquel se trouve l'instructeur. Pour l'exercer sur les deux jambes, faites-le courir, tantôt l'épaule droite en dedans du carré, tantôt l'épaule gauche.

IV. EXERCICE. — *Course en spirale.*

Aussitôt que vos élèves feront sur les deux jambes (tantôt l'épaule gauche, tantôt l'épaule droite en dedans) la course du carré avec facilité, faites-leur parcourir un cercle en augmentant toujours de vitesse, et en diminuant la circonférence du cercle à mesure que l'on accélère la course. Il faut s'accoutumer à exécuter ce mouvement sur les deux jambes; car on a pour but, en faisant cet exercice, d'habituer les élèves à tourner court des deux côtés, même au milieu de la course la plus rapide. Cette grande facilité de tourner court dans une course présente de très-grands avantages aux coureurs : elle les préserve souvent de chutes ou de rencontres dangereuses.

Ve. EXERCICE. — *Course sinueuse.*

Les jeux de la queue du loup, et de la course sinueuse, exécutés par plusieurs enfans, sont aussi très-recommandables, considérés comme exercices élémentaires de la course. Le premier est trop connu pour que j'aie besoin d'en faire la description. Quant à la course sinueuse, voici en quoi elle diffère des autres courses. On place tous les jeunes gens à la file, à un pas de distance les uns des autres; le plus agile et le meilleur coureur est ordinairement le conducteur de ses camarades. Les choses ainsi disposées, au commandement de *garde à vous!* tous les élèves prennent la position de la course : au commandement *marche!* la bande joyeuse se met en mouvement, et suit son conducteur, qui lui fait décrire en courant, tantôt une courbe, tantôt un demi-cercle, tantôt un cercle ; quelquefois il rétrograde, il avance, il va à droite, à gauche, et tout cela avec beaucoup de rapidité.

VIe. Exercice. — *Doubler la ligne.*

Pour être en état de juger des progrès que vos élèves auront faits dans les leçons précédentes, choisissez ceux qui sont le mieux développés, et faites-leur doubler la ligne ; c'est-à-dire, pendant la course accélérée tourner court à un point indiqué par l'instructeur, et revenir à celui d'où l'on était parti. On les accoutume ensuite à faire pendant la course un tour entier, puis à tourner plusieurs fois en parcourant une ligne droite de cinquante à soixante pas. Un coureur qui aura fait soigneusement tous les exercices que je viens d'indiquer, franchira ou évitera avec la plus grande facilité tous les obstacles qu'il pourrait rencontrer dans sa course.

VIIe. Exercice. — *Course au bâton à trois.*

Pour empêcher de replier en courant les jambes contre le haut des cuisses, et afin de réformer ceux de mes élèves qui ont de la peine à se corriger de ce défaut, en les forçant à détaler malgré eux, deux d'entre les meilleurs coureurs prennent, l'un de la main droite, l'autre de la main gauche, le bout d'un bâton de quatre à cinq pieds de longueur. L'élève que l'on veut exercer prend ce bâton dans le milieu avec les mains, les ongles en dessous. Les deux conducteurs se placent dans la position du départ (le pied droit un pas en avant du pied gauche); l'élève qu'on exerce se place aussi de la sorte (*V.* tab. 10, fig. 67.) Au commandement de l'instructeur, ils partent ensemble, et les conducteurs ont soin de ne pas forcer le camarade qui leur est confié.

VIIIe. EXERCICE. — *La galère.*

Pour exercer à la course rapide jusqu'à dix élèves à la fois, un petit cheval destiné pour la voltige tire, en trottant, ensuite en galopant, toute la troupe joyeuse (*V.* tab. 10, fig. 68.) C'est un des exercices qui amusent le plus les jeunes gens, et c'est en même temps le plus simple pour former de bons coureurs.

Comme la continuité et la rapidité de la course dépendent absolument de la force des poumons, de la souplesse des hanches, de l'agilité et de la force des pieds, des jambes et des cuisses, j'astreins mes élèves à beaucoup d'exercices préparatoires qui développent ces parties, avant de leur faire entreprendre des choses trop pénibles, parce que je suis convaincu que, les forces une fois bien développées, les jeunes gens peuvent faire sans inconvéniens beaucoup d'exercices violens qui leur seraient nuisibles, si on leur permettait trop tôt de s'y livrer.

Suffisamment préparés par tous les exercices précédens, les jeunes gens peuvent maintenant, sans aucun danger, être exercés aux différens genres de course.

1°. La course se divise en course modérée, continue, ou de longue haleine; 2°. en course prompte ou accélérée; 3°, en course rapide ou précipitée.

IXe. EXERCICE. *Course modérée.*

Comme il s'agit ici de résister long-temps à la même allure, il est très-avantageux de courir doucement, à temps égaux, de fixer l'espace que l'on veut parcourir, afin de savoir au juste le temps que l'on emploie pour arriver au but; ensuite de bien exécuter tous les mouvemens, et observer la position du corps pendant que la course dure. Par exemple, par un beau jour d'automne, lorsque le temps est frais, faites parcourir à vos élèves un quart de lieue en sept minutes; répétez cette leçon, jusqu'à ce que vous vous aperceviez qu'ils sont un peu échauffés quand ils arrivent au but; ensuite faites-leur doubler la distance, sans leur permettre de s'arrêter, ce qu'ils feront facilement, s'ils sont bien préparés. Plusieurs de mes élèves parcourent, à cette allure, l'espace de deux lieues en cinquante minutes.

Xe. EXERCICE. — *Course prompte.*

Dans cette allure, que l'on ne peut pas prolonger long-temps, parce que les mouvemens s'exécutent avec une fois plus de vitesse que dans la course modérée, il s'agit de parcourir les distances déjà indiquées en moins de temps que dans la course continue; par exemple, un quart de lieue dans trois minutes, et dans la suite, en moins. Plusieurs de mes élèves parcourent, sans beaucoup s'échauffer, mille pas en deux minutes.

XIe. EXERCICE. — *Course précipitée.*

Il s'agit ici de franchir un court espace en très-peu de temps; c'est pourquoi l'on ne saurait trop recommander aux élèves de faire succéder le simple pas à la plus grande rapidité. Quoique cet exercice présente beaucoup de difficultés, on peut néanmoins, en le répétant souvent, parvenir à un degré de perfection vraiment étonnant. Au dernier examen que j'obtins, en septembre 1818, un de mes élèves, âgé de quinze ans, a franchi l'espace de sept cents pas dans une minute et deux secondes. Il est bon d'observer que les coureurs éprouvent beaucoup plus de difficultés dans le palestre, qu'ils n'en rencontrent ailleurs ; premièrement, parce qu'ils sont obligés de tourner souvent, et en second lieu, parce que la carrière est recouverte d'un sable profond, ce qui doit nécessairement ralentir la course.

XIIe. Exercice. — *Course volante, au moyen d'une corde.*

Cet exercice consiste, 1°. à se tenir par le moyen des mains à une corde de dix-huit à vingt pieds de longueur, fixée par en haut à un crochet tournant; 2°. à se communiquer un grand mouvement d'impulsion, et à décrire un cercle, en courant par bonds. Cet exercice est préparatoire pour le grand saut, dont je parlerai dans la suite.

Il est très-utile, en ce qu'il accoutume les jeunes gens à se tenir fermes avec les mains à un objet qui éprouve de grandes secousses. Pour obliger le coureur à tenir plus long-temps qu'il ne ferait sans stimulation, on le fait poursuivre par un de ses camarades, pendant qu'il est en mouvement.

La course par bonds, et le même exercice en arrière, peuvent aussi servir d'études élémentaires.

DU SAUT EN GÉNÉRAL.

De tous les exercices corporels, le saut est sans contredit un des plus beaux et des plus utiles. Comme il ne s'exécute avec facilité qu'à proportion de la force, de l'élasticité, et de la souplesse des articulations et des muscles des extrémités inférieures, on a besoin de beaucoup s'exercer pour atteindre à ce degré de perfection qui nous aplanit tous les obstacles, ou nous procure les moyens de les franchir sans danger. Dans un incendie, dans une inondation, c'est souvent au moyen d'un saut déterminé qu'on se tire d'un grand péril, ou bien qu'on rend à ses semblables des services importans. Dans une voiture, souvent à la merci d'un cocher endormi ou bien ivre, sur un cheval fougueux, dans mille circonstances, enfin, un saut, exécuté avec promptitude et assurance, peut nous sauver la vie ou nous préserver de la fracture d'un de nos membres. La légèreté et l'aplomb constituant tout le mérite du saut, on doit faire son possible pour acquérir ces deux qualités, car sans elles le saut n'a ni grâce ni sûreté.

Remarque. Pour sauter avec grâce et sûreté, il faut toujours tomber sur la pointe des pieds, ayant soin surtout de bien plier les genoux et les hanches, le haut du corps penché en avant, les bras tendus vers la terre. Les mains doivent servir à amortir la chute, quand on saute d'une grande hauteur. Si l'on tombait sur les talons, la secousse qui se transmet dans ce cas, depuis l'origine de la colonne vertébrale jusqu'au sommet de la tête, occasionerait des douleurs dans ces deux parties, et pourrait avoir des suites très-fâcheuses. Il est aussi fort utile de retenir son haleine pendant le saut;

car, dans tous les efforts que l'on fait, la rétention de l'haleine, en empêchant le sang de circuler avec rapidité dans les poumons, le fait refluer dans les membres en mouvement, ce qui augmente beaucoup la force de ces parties.

Le saut se divise en *saut franc*, c'est-à-dire, par l'élan ou l'impulsion seule des extrémités inférieures et des reins; en *saut de voltige*, ou *compliqué*, quand les mains, pour ainsi dire, seules, enlèvent le corps au-dessus de l'objet qu'on franchit. Alors, les extrémités inférieures et supérieures travaillant d'un commun accord, elles contribuent de moitié à l'ascension au-dessus des objets, et amortissent la chute.

Du saut franc. — Le saut franc a lieu en hauteur, en largeur ou en profondeur, avec ou sans élan.

Du saut en hauteur. — Pour augmenter la souplesse des articulations des extrémités inférieures, et préparer par-là mes élèves à bien plier pendant l'exécution, et lors de la chute, je leur fais faire l'exercice suivant, que j'appelle *enlever derrière, enlever devant en place.*

1er. Exercice. — *Enlever et toucher.*

Tous mes élèves sont rangés sur une même ligne, à un pas de distance les uns des autres, la tête haute, les épaules effacées, les poings fermés, pendans le long des cuisses, les talons sur la même ligne. Au commandement *Enlever derrière en place!* (c'est-à-dire, sans avancer ni reculer), chaque élève, en s'enlevant de terre avec les deux pieds à la fois, tâche de toucher le haut des cuisses avec les deux talons, et tombe légèrement sur la pointe des pieds. *Enlever devant en place!* l'élève, en sautant aussi haut qu'il peut, fait son possible pour que les genoux viennent toucher les épaules. Ces deux exercices se font aussi en avançant et en reculant.

L'instructeur doit toujours veiller à ce que ses élèves assemblent bien, ce qui veut dire plier sur les articulations inférieures, et augmenter l'élan en jetant les bras, les poings fermés, dans la direction du saut que l'on veut faire (1).

IIe. EXERCICE. — *Fouler la terre.*

Cet exercice, que l'on ne fait ordinairement qu'en place, s'exécute de deux manières : premièrement les articulations inférieures fléchies, ensuite les articulations inférieures tendues. Il a quatre allures différentes : l'allure modérée, prompte, accélérée et précipitée. Dans l'allure modérée, les articulations fléchies, au mot d'avertissement *foulez!* on porte les genoux un peu en avant, les talons quittent la terre, et le corps repose sur la plante des pieds, les bras sont arqués sur les hanches, ou pendent le long du corps, les poings fermés. Au commandement *fermez!* on lève alternativement les pieds à très-peu de distance de terre, en gardant la mesure. On écartera les genoux aussi peu que possible; on doit ici observer la même gradation que dans les exercices précédens, c'est-à-dire, que l'on ne doit passer à l'allure prompte que lorsque les élèves sont bien affermis dans celle qui la précède, et ainsi de suite pour les allures accélérées et précipitées. Pour ralentir ou augmenter la rapidité des mouvemens, l'in-

(1) Les bras de l'homme qui saute doivent être lancés avec force vers l'espace qu'il se propose de franchir. Cette action augmente beaucoup l'élan, et sert à maintenir le corps dans un parfait équilibre.

structeur pourra se servir de ces mots : *ralentissez doucement*, *vite*, *très-vite*. Pour exécuter l'exercice, ayant les extrémités inférieures tendues, il faut porter le poids du corps sur la plante des pieds, en tendant les jarrets. On rentre la ceinture, sans néanmoins pencher le haut du corps trop en avant. Les mouvemens des pieds et la position des bras sont les mêmes que dans l'exercice précédent. Ce mouvement, fort simple, et très-facile à exécuter, convient particulièrement aux personnes astreintes à une vie sédentaire ; il peut s'exécuter dans un très-petit espace, sans occasioner ni bruit ni poussière. Il convient surtout aux personnes sujettes aux affections du bas-ventre, parce que le mouvement des pieds qu'on lève alternativement avec vélocité et à temps égaux, à très-peu de distance de terre, produit dans la région abdominale des secousses qui fortifient ces parties. On peut ralentir ou accélérer le mouvement des pieds à proportion du besoin que l'on a d'un exercice plus ou moins violent.

IIIe. Exercice. — *Piaffer au pas en place.*

Les élèves, placés sur une même ligne, à un pas de distance les uns des autres, et dans la position que j'ai indiquée plus haut, on leur annonce l'exercice que l'on va faire ; par exemple: piaffer en place et au pas. Au mot d'avertissement *en avant!* tous les jeunes gens lèvent les bras en l'air, ou les tiennent arqués sur les hanches, comme à la course en place, les poings fermés, la poitrine en avant, la tête haute, et le haut du corps bien assis sur les hanches, sans roideur ni mollesse. (V. tab. 10, fig. 69.) Au commandement *marche!* sans déranger le haut du corps, chaque élève compte *un*, lève le pied gauche, et porte le genou vers la figure, la pointe du pied inclinée vers la terre; *deux*, pose le pied gauche, et enlève aussitôt le droit comme il a fait avec le gauche; ainsi de suite, jusqu'au commandement *halte, alignement!* Le mouvement des pieds cesse, et chacun en posant la main droite, le bras tendu sur l'épaule de son voisin, se trouve dans l'alignement qu'il doit toujours conserver.

IVe. EXERCICE. — *Piaffer au trot en place.*

Ce n'est rien autre chose qu'un battement de pieds cadencé et suivi. Le mouvement des jambes, qui doit s'exécuter comme au pas, doit être une fois plus prompt qu'à l'allure précédente. L'instructeur, qui doit toujours se trouver devant le front de sa troupe, compte, comme à l'exercice précédent, *un*, *deux*, en faisant les mêmes mouvemens, *halte!*.

Ve. EXERCICE. — *Piaffer au galop.*

Les mouvemens sont beaucoup plus précipités qu'au trot; c'est un sautillement continuel qui s'exécute en enlevant, pour ainsi dire, les deux pieds à la fois, et les posant à terre à peu près ensemble. Quand c'est le pied droit qui donne l'élan, le pied gauche s'enlève et se pose à terre le premier; le pied droit tombe immédiatement après. Quand c'est le pied gauche qui donne l'élan, c'est alors le pied droit qui se lève et pose le premier. Pour avoir une juste idée de la cadence des mouvemens des pieds dans ces exercices, on peut comparer les temps du pas à ceux du balancier d'une horloge de moyenne grandeur; ceux du trot, au mouvement d'une montre; ceux du galop forment deux mouvemens précipités. L'instructeur doit veiller soigneusement à ce que ses élèves posent et enlèvent en même temps le pied gauche. Le haut du corps n'a point de mouvement particulier ; il est presque toujours immobile, malgré la violence du mouvement des jambes. Quand les élèves font en place, avec justesse, les mouvemens ci-dessus indiqués, on les leur fait répéter en avançant et en reculant, ayant soin surtout de leur faire observer l'alignement et l'ensemble. Si cet exercice est un des plus fatigans, c'est aussi celui qui présente le plus d'avantage pour assouplir et fortifier, en peu de temps, les extrémités inférieures, sans aucun instrument, et même dans une chambre très-peu vaste. C'est au moyen de ces mouvemens, que je suis parvenu à assouplir des sujets d'un âge déjà avancé, sur lesquels mes autres exercices n'avaient eu que peu d'influence. Cette leçon, souvent répétée, en les forçant à plier toutes les articulations inférieures, et cela avec rapidité, leur procurait peu à peu beaucoup de souplesse, et me mettait à même de leur faire entreprendre plusieurs exercices, à la suite desquels j'obtenais des résultats satisfaisans.

VIe. Exercice. — *Le saut simple à pieds joints.*

Tous les exercices élémentaires, pour le saut en hauteur, sont aussi préparatoires pour le saut en largeur, puisque l'un et l'autre dépendent absolument de la grandeur de l'arc que l'on décrit en sautant. C'est pourquoi je m'applique surtout à augmenter, par beaucoup d'exercice, la force et la souplesse des extrémités inférieures. Obligé d'exercer beaucoup d'élèves à la fois, j'en place un grand nombre sur une même ligne, éloignés à un pas de distance les uns des autres, la tête haute, les épaules effacées, les talons joints, les poings fermés, les bras pendans naturellement le long des cuisses. Ma troupe ainsi disposée, je me place devant le centre dans la position que je viens d'indiquer. Au commandement *un*, je plie, et je m'asseois sur les talons, les bras collés le long des cuisses (*V.* la fig. 5, tab. 3); et supposé que cette figure eût les deux jambes sur le banc, et les bras collés aux cuisses, sa position serait celle que l'on prend pour s'apprêter au saut à pieds joints. Au commandement *deux*, je me redresse en tendant les jarrets, portant les bras en arrière, le haut du corps en avant; je répète ces deux mouvemens jusqu'à ce que mes élèves les fassent avec justesse et promptitude; ensuite, au commandement *trois* de la seconde position, l'élève, à la suite d'un élan, porte les bras et le haut du corps en avant (*V.* fig. 3 de la tab. 3), tombe sur la pointe des pieds, et attend le commandement de l'instructeur pour recommencer.

VIIe. EXERCICE. — *Le saut redoublé à pieds joints par deux, par quatre, ou par huit.*

Les jeunes gens sont placés dans l'alignement, à la longueur de bras. Au commandement *fixe!* tous les bras droits tombent ensemble le long de la cuisse. Cet alignement doit toujours être le prélude des exercices des extrémités inférieures. L'instructeur commande: *comptez-vous, par deux, par quatre ou par huit*, selon la force et le nombre des élèves; alors les quatre premiers, aux commandemens *un*, *deux*, *trois*, commencent l'évolution. *Un*, c'est rassembler: *deux*, relever: *trois*, sauter et reprendre la seconde position que l'on conserve, jusqu'à ce que l'instructeur répète le premier commandement. Le second peloton, qui est resté immobile pendant le départ du premier, commence maintenant à exécuter tous les temps que viennent de faire les premiers partis. Au troisième commandement, le troisième peloton se met en mouvement, et ainsi de suite, pour toute la colonne ; ce que l'on peut appeler, en termes militaires, *par pelotons*, *rompre la division en avant*. Chaque peloton a un saut d'avance sur celui qui le suit.

VIIIe. EXERCICE. — *Saut continu à pieds joints.*

Ici l'instructeur ne commande que le premier saut qui se fait un à un, par deux, quatre, huit, ou par toute la colonne de front. L'élève une fois en mouvement doit continuer le saut à pieds joints, jusqu'au bout de la carrière. Cet exercice étant très-violent, il faut avoir soin de n'y admettre que des sujets robustes. Tous ces mouvemens vifs, rapides, peu durables, mais fréquemment répétés, sont, sans contredit, les plus propres à l'entretien de la santé, à la conservation de la souplesse et de l'agilité. Par leur simplicité, ces exercices sont à la portée des hommes de toutes les classes et de tous les états. L'adolescent, l'adulte, l'homme fait, le vieillard même ne peuvent obtenir qu'un résultat avantageux, en s'y livrant dans leurs heures de loisir ; l'adolescent et l'adulte, pour se fortifier et devenir agiles, l'homme fait pour maintenir un parfait équilibre entre l'esprit et le corps, le vieillard, pour ranimer et réchauffer des forces prêtes à s'éteindre.

IXe. EXERCICE. — *La marche des spectres*, ou *la planche.*

Cette marche consiste à glisser en avant ou en arrière sur la pointe des pieds, en faisant de petits sauts, sans plier aucune articulation, et les bras collés le long du corps.

Cet exercice doit servir à donner du ton aux muscles

et aux articulations qui se trouvent fort distendues à la suite des exercices précédens. Il tend à remettre ces parties dans leur état naturel, par la contraction qu'on leur imprime.

Xe. EXERCICE. — *Le saut à pieds joints au-dessus du cordon.*

Il contribue beaucoup à faciliter le saut franc, parce qu'il habitue les élèves à bien rassembler, et à tomber juste sur les deux pieds. On emploie, pour ce genre de saut, deux tréteaux de six pieds de hauteur, garnis de petites chevilles de bois placées à trois pouces de distance les unes des autres (*V.* pl. 1, fig. 7.) : un cordon blanc, aux bouts duquel on attache deux sachets remplis de sable, forme la barrière que l'on doit franchir, et qui, dans aucun cas, ne saurait blesser les jeunes gens.

XIe. EXERCICE. — *Le saut franc en hauteur.*

Ici l'on exerce les jeunes gens à sauter de pieds francs, sans élan et avec élan, ayant soin de hausser le cordon, à proportion des progrès qu'ils font. Chacun a la liberté de s'éloigner de l'objet autant qu'il lui plaît; mais il est bon de faire observer aux élèves que, lorsque la course préparatoire excède dix pas, au lieu d'aider au saut, elle fatigue et habitue à ne pouvoir se passer d'un grand élan : ce qui est très-nuisible, parce que, souvent, on se trouve dans le cas de franchir un obstacle quelconque dans un espace resserré. La course d'élan n'est qu'un sautillement sur la pointe des pieds; plus on approche de l'objet, plus la rapidité augmente; à la fin, le jet des bras, l'impulsion qu'on s'est donnée, le reploiement des extrémités inférieures et des reins portent avec rapidité le corps au-dessus des objets. Dans la chute, il faut toujours conserver un parfait équilibre en tombant sur la pointe des deux pieds en même temps, les genoux et les hanches bien pliés, les mains tendues vers la terre (1).

XIIe. EXERCICE. — *Le saut juste.*

Pour accoutumer mes élèves, dans tous les genres de saut, à tomber avec les deux pieds à la fois, je place horizontalement le mât de voltige (2) à la hauteur de la cuisse, ensuite à la hauteur des hanches ; je m'éloigne de quelques pas, et, après un petit élan, je saute sur le mât. Les deux pieds joints dans le moment de la chute ne font entendre qu'un seul coup. On doit répéter cet exercice jusqu'à ce que les élèves tombent juste, c'est-à-dire, les deux pieds à la fois. Lorsqu'ils sont assurés dans cet exercice, je leur fais franchir le mât, ayant soin d'observer toujours les mêmes règles, premièrement, à la hauteur de la cuisse, ensuite à la hauteur des hanches.

XIIIe. EXERCICE. — *Le saut franc en largeur, avec ou sans élan.*

Il se fait ordinairement au-dessus d'un fossé, qui, par sa forme triangulaire, offre la facilité d'exercer tous les élèves chacun selon ses facultés (*V.* tab. 2, fig. 15.)

---

(1) Au lieu d'habituer mes élèves à sauter avec un poids quelconque, je leur fais essayer cet exercice sur un terrain recouvert de sable à la profondeur de quatre pouces. Un semblable terrain rendant nécessaire de plus grands efforts, cela contribue beaucoup à l'augmentation des forces musculaires.

(2) Le talus extérieur du fossé indiqué plus bas présente les mêmes avantages, sans aucun danger.

Ce fossé est creusé de manière que sa profondeur augmente en même temps que sa largeur. L'un des bords va aussi en augmentant de hauteur, jusqu'à sa partie la plus large, qui est de dix-huit pieds, sur huit pieds de profondeur, depuis son plus haut bord jusqu'à sa base; cinq de mes élèves ont sauté ce fossé dans toute sa largeur.

XIVe. EXERCICE. — *Le saut en profondeur.*

Quoiqu'il soit très-utile dans beaucoup de circonstances épineuses, on ne peut s'exercer à ce genre de saut que très-difficilement, et avec beaucoup de précautions. Cependant on y peut atteindre un certain degré de perfection, comme dans les autres. Pour accoutumer mes élèves à sauter de différentes hauteurs, la partie diagonale de l'échelle de corde, la butte et le pont élastique nous offrent les différens degrés. A l'échelle, l'élève fixé par une main à l'un des échelons, fait avec les pieds un petit mouvement en arrière, tombe légèrement sur la pointe des pieds, les bras tendus en avant vers la terre, pour servir à adoucir la chute. D'après les règles que je viens de prescrire, plusieurs de mes élèves (dont le plus âgé avait treize ans) ont sauté, au dernier examen, quatorze pieds perpendiculaires, sans se faire le moindre mal.

XVe. EXERCICE. *Saut en profondeur et en largeur à la fois.*

Ce saut étant fort souvent dangereux par les objets qui se trouvent immédiatement au-dessous de nous, il est très-utile d'accoutumer les jeunes gens à éviter les obstacles dans le saut en profondeur. Une butte, dont la base forme une pente douce taillée en degrés jusqu'à son sommet, nous sert pour cet exercice. Au défaut de monticule, un marche-pied double peut servir sans danger. Le premier saut se fait du cinquième échelon, du huitième et ainsi de suite jusqu'au quatorzième. Quant à la chute, tout ce que j'ai dit à l'article du saut en profondeur peut servir pour celui-ci également; cependant, il faut encore observer que plus la hauteur d'où l'on tombe est considérable, plus on doit tomber juste et porter le corps en avant, en décrivant une ligne diagonale.

XVIe. EXERCICE. — *Le saut en hauteur et en largeur.*

Celui-ci est d'autant plus important que souvent le bord opposé d'un fossé que nous avons à franchir est plus haut que celui d'où nous sautons, et que, sans être maladroit, on peut facilement tomber en arrière dans un pareil cas, si l'on ne s'est point exercé. Le fossé dont nous avons parlé à l'article du saut en largeur, nous présente aussi, par ses différentes dimensions, la facilité de nous exercer en largeur et en hauteur à la fois.

SAUTS COMPOSÉS.

IL y a trois genres de sauts composés : *le saut de voltige droit*, *le coupe-tête*, et le *saut à l'aide de la perche.*

Ier. EXERCICE. — *Les quatre bouts.*

Le saut de voltige droit est de tous les sauts en général le plus sûr, le plus utile et le plus agréable. C'est celui dont nous avons le plus souvent besoin. A l'aide de ce saut, pour peu que l'on soit exercé, on franchit des objets de sa hauteur sans beaucoup de peine, et sans aucun danger. Il s'exécute à l'aide des bras et des mains. Le mât est placé en travers, à la hauteur du milieu de la cuisse de celui qui s'exerce ; l'élève appuie les deux mains sur le mât, s'enlève sur les poignets, en pliant les genoux vers le menton, et essaie de porter ses deux pieds entre ses mains, sans déranger ces dernières.

IIe. Exercice. — *Saut de voltige droit.*

Dès que l'élève fait l'exercice précédent avec facilité, je lui enseigne le saut de voltige droit. Je me place devant le mât, élevé pour la première fois à la hauteur des hanches ; je pose les mains sur le mât, je me baisse en pliant sur la pointe des pieds ; ensuite, tirant le corps de toute ma force, je m'élance au-dessus du mât, en passant mon pied gauche entre mes deux mains, et quittant avec la main droite pour faciliter le passage du pied droit. La main gauche sert à guider le corps dans sa chute. Il est nécessaire que l'élève s'accoutume à sauter des deux côtés, c'est-à-dire, à droite et à gauche. A droite le pied gauche passe entre les deux mains, et la main gauche dirige le corps lors de sa chute. A gauche c'est le pied droit qui passe entre les mains, et la main droite dirige le corps. Soit avec ou sans élan, en profondeur ou en largeur, on doit non-seulement être maître de son équilibre, mais on doit aussi pouvoir désigner d'avance où l'on tombera à la suite d'un saut quelconque.

IIIe. Exercice. — *Le coupe-tête*, ou *Hippias*.

Cet exercice est beaucoup trop connu pour que j'aie besoin d'en donner ici la description ; cependant je ferai observer en passant, 1°. que tous les joueurs doivent être à peu près de la même force; 2°. que ceux qui sont posés doivent rassembler les jambes un pied l'un devant l'autre, à six pouces de distance, les mains placées sur les genoux, les coudes au corps, les épaules un peu hautes. Celui qui saute, sans trop écarter les jambes, s'enlève légèrement au-dessus de son camarade en posant les deux mains dans un seul temps sur les épaules de ce dernier. En tombant, on observe les mêmes règles que j'ai déjà indiquées plus haut.

IVe. Exercice. — *Le saut avec la perche.*

Description de ce saut dans les différentes directions.

Cette manière de sauter est très-ancienne, et peut être d'une grande ressource dans plusieurs cas. La perche qu'on emploie pour ce genre de saut est faite d'un jeune pin bien sec, auquel on a ôté l'écorce; sa longueur ordinaire est de sept pieds; elle a deux pouces de circonférence au plus gros bout qui se trouve en bas, et va en diminuant jusqu'au haut. Pour franchir des fossés larges et profonds, cette perche a depuis dix jusqu'à quinze pieds, et une grosseur proportionnée. Tous les sauts dont j'ai parlé à l'article du saut simple ou franc, peuvent aussi se faire avec la perche. Au moyen des tréteaux, on peut s'exercer en hauteur; au moyen du banc et du fossé, en largeur; ensuite, au moyen de l'échelle ou de la butte, en profondeur.

Position. La main droite saisit la perche à hauteur de l'oreille, les ongles tournés du côté de la figure, le pouce en haut, la main gauche à hauteur des hanches, le pouce en bas, les ongles en dehors. Le pied qui est plus près de la perche donne l'élan. Ici c'est le pied gauche, parce que c'est la main gauche qui est en bas.

Quand c'est la main droite qui est en bas, c'est alors le pied droit qui donne l'élan. Dans le même moment où l'on pose la perche, les pieds s'enlèvent pour franchir l'objet. L'éloignement où l'on doit se trouver de la perche, quand l'ascension du corps a lieu, est toujours proportionné à la hauteur que l'on veut franchir. Les jambes passent du côté opposé au pied qui donne l'élan; si c'est le gauche, elles passent à droite de la perche. Au passage, elles doivent être jointes et horizontales. Dans de grands sauts en hauteur, les pieds sont même souvent plus haut que la tête. Pour obtenir cette position, il faut appuyer fortement sur la main qui est en bas, et tirer de toutes les forces avec la main qui est en haut. On peut indifféremment tomber la face tournée du côté où l'on saute, ou bien changer de face, c'est-à-dire, faire face en tombant à l'endroit d'où l'on est parti. Pour faciliter à mes élèves ce genre de saut, j'en fais placer plusieurs le long d'une muraille, à un pas de distance les uns des autres; chacun, tenant sa perche comme je viens de l'indiquer, pose le bout supérieur de cet instrument contre la muraille, ayant soin de laisser entre sa perche et le mur assez de place pour s'enlever. Au commandement *enlevez à droite*, chaque élève en appuyant fortement sur le bras gauche, tâche d'enlever le poids du corps avec le bras droit; les jambes bien réunies sont tendues horizontalement dans cette position. (*V.* pl. 10, fig. 71.) Il faut éviter soigneusement de toucher à la perche avec la poitrine. *Enlevez à gauche* est le mouvement contraire. C'est alors la main droite qui soutient, et la main gauche qui enlève. Dès que mes élèves sont en état de garder cette position pendant quelques secondes, nous passons au saut en largeur sans élan, puis au même saut avec élan, à celui en hauteur sans élan, avec élan (1); enfin en profondeur toujours sans élan : mais quand la profondeur est considérable et qu'il y a des obstacles qui nous empêchent de glisser le long de la perche, alors il vaut mieux sauter de pied franc, et surtout avec une volonté bien déterminée. Il vaut mieux, dis-je, sauter hardiment, plutôt que de s'abandonner à un faux équilibre qui pourrait avoir des suites fâcheuses. Il faut non-seulement habituer les jeunes gens à emporter la perche avec eux dans le saut, mais on doit encore exiger d'eux qu'ils ne touchent point avec la perche les objets qu'ils franchissent, même en sautant de toute leur hauteur et plus.

V^e^. Exercice. — *Le grand saut avec la corde.*

Cet exercice habitue à franchir un espace considérable, en se tenant fixé à la corde par le moyen des mains. Pour ce genre de saut, on peut se servir de la corde indiquée à la course volante. Pour franchir en largeur, on prend la corde à hauteur du nombril, on recule jusqu'à ce qu'elle se trouve tendue. Dans cette position, le corps, qui est soutenu par les mains, repose faiblement sur la pointe des pieds, et décrit une ligne diagonale dont la pente est rapide; on se donne alors un petit élan par le moyen des pieds et des mains, et l'on franchit. Pendant le saut, les bras soutiennent tout le poids, et les jambes sont tendues en avant. Dès que le corps a reçu une impulsion assez forte pour arri-

---

(1) N'importe dans quelle direction que l'on saute, il faut avoir soin de bien placer la perche droit devant soi, à une distance proportionnée à la hauteur ou à la largeur que l'on veut franchir.

ver jusqu'au but, les mains lâchent, et l'on tombe à terre, le haut du corps penché en avant.

VIe. EXERCICE. — *Saisir au passage*, ou *se fixer au but*.

Il s'agit dans cet exercice d'accoutumer à se retenir à un objet à la suite d'un saut prémédité ou d'une chute imprévue, en s'attachant fortement par les mains ou par les jarrets (1). Il est assurément très-avantageux d'habituer les jeunes gens à se retenir en sautant ou en tombant dans plusieurs directions. Pour se fixer en hauteur, nous employons la corde isolée ou la croix mouvante, et des cordes parallèles du dévidoir (Pl. 1, fig. 2 et 3.) Ces deux instrumens, à dix-huit pieds de distance l'un de l'autre, nous procurent par leurs dimensions beaucoup de facilité pour exécuter ce saut en hauteur et en largeur. Les cordes parallèles du dévidoir présentent des points forts, commodes pour se fixer, tantôt par les mains, tantôt par les jarrets. Pour se fixer en sautant en profondeur, une corde tendue horizontalement à vingt pieds de la butte, et haute de dix dans les commencemens, est ce qui convient le mieux, parce que son élasticité adoucit la secousse que l'on éprouverait en se fixant sur un corps immobile. Quelle que soit la distance ou la hauteur que l'on veut franchir, il faut toujours avoir soin d'arquer les bras avec force dans le moment où les mains se fixent. Pendant le saut, les genoux sont repliés vers la figure; mais la pointe des pieds, au lieu d'être inclinée

(1) Quand la dimension de l'objet permet d'employer les jarrets, on doit préférer cette manière, parce que la secousse est beaucoup plus douce et l'action de se fixer plus assurée.

vers la terre, doit être relevée et former un angle droit avec le genou. Cette position a le double avantage, premièrement de ralentir un peu la chute, en second lieu, d'éloigner le corps qui se froisserait quand on saisit à faux. Lorsqu'on répète souvent ces exercices, ces secousses violentes, et pour ainsi dire involontaires, familiarisent les jeunes gens avec l'une des sensations les plus capables de faire perdre la présence d'esprit aux hommes même courageux, parce que ce transport rapide d'un lieu vers un autre, agissant puissamment sur les sens, peut occasioner une frayeur assez grande pour rendre la chute inévitable.

SAUTER, COURIR, DANSER A LA CORDE.

Pour conclusion des exercices des extrémités inférieures, j'en indiquerai un des plus recommandables sous le rapport gymnastique. En exerçant le courage et la justesse du coup d'œil, il augmente la force et l'adresse, et habitue dans la suite à exécuter en mesure beaucoup de mouvemens compliqués (1).

Jusqu'à présent indépendans de l'action d'aucun agent extérieur pour l'exécution de nos mouvemens, nous sommes obligés maintenant de les préciser d'après l'impulsion plus ou moins violente que commu-

(1) Cet exercice devrait être introduit dans toutes les pensions où un grand nombre de pensionnaires se trouvent réunis. Moyennant une seule corde, beaucoup de jeunes gens des deux sexes peuvent s'exercer à la fois dans un très-petit espace, sans courir le moindre risque de se blesser. Dans presque toutes les parties de la Hollande l'exercice de la corde obtient pendant les beaux jours d'été la préférence sur tous les autres. Il n'est pas rare de voir dans les villes une douzaine de jeunes filles danser sur les quais en pré-

nique à la corde la personne qui la meut pendant le saut, la course ou la danse. Il s'agit ici de bien calculer le temps que met la corde à faire un demi-tour, un tour entier, et ensuite savoir mesurer avec précision le saut que l'on a à faire pour franchir l'objet lancé contre nous. La corde dont on se sert ordinairement pour cet exercice, doit avoir depuis un pouce jusqu'à dix-huit lignes de circonférence, sur quinze à vingt pieds de longueur. Elle doit être très-flexible. Pour empêcher qu'elle ne s'entortille en la tournant, l'un des bouts est garni d'une manivelle, et l'autre d'une boucle qui sert à fixer cette corde à un objet immobile, à la hauteur des hanches de ceux qui s'exercent. Quand on ne peut pas la fixer par l'un des bouts, les deux personnes qui la tournent doivent proportionner leurs mouvemens aux facultés des acteurs. Dans ce dernier cas, c'est la personne qui tourne de droite qui détermine la direction. Les exercices que l'on fait au moyen de cet instrument sont fort nombreux et très-variés; je n'indiquerai ici que ceux que j'ai faits dans ma jeunesse, et desquels je me suis souvenu avec beaucoup de plaisir, en en lisant la description dans l'excellent ouvrage de M. Gulsmuth, dernière édition.

La corde peut se mouvoir de deux manières, de droite à gauche, et de gauche à droite. La corde tourne de droite à gauche, quand celui qui la tient décrit avec

---

sence des passans et de leurs parens que ce spectacle amuse beaucoup. Souvent une danseuse célèbre d'un quartier voisin vient en passant donner à celles-ci des preuves de son adresse. Si elle est déjà connue avantageusement on l'engage aussitôt à danser, ce qu'elle fait avec beaucoup de grâce et de légèreté. Mais là tous ses mouvemens sont simples, elle craint de se compromettre en montrant toute sa science à ses voisines. C'est dans son quartier qu'il faut la voir briller, lorsqu'une étrangère vient la provoquer.

le poignet un mouvement de rotation de droite à gauche. Par une impulsion contraire, on la tourne de gauche à droite. *Entrer*, quand on tourne de droite, veut dire saisir le moment où la corde est le plus près de terre pour commencer l'exercice en sautant au-dessus de la corde qui tombe à droite, quand on saute de côté, et droit devant soi quand on saute de front. *Entrer*, quand la corde tourne de gauche, c'est profiter du moment où la corde est à sa plus grande élévation, pour passer dessous, et sauter au-dessus dès qu'elle tombe à gauche, quand on saute de côté, et derrière, quand on saute droit ou de front. Lorsqu'on ne peut pas fixer la corde par l'un des bouts, et qu'il y a deux personnes qui la tiennent de la main droite, elles sont obligées de tourner l'une de droite à gauche, et l'autre de gauche à droite (1).

1er. Exercice. — *Saut de côté en place.*

Supposé que la corde soit fixée d'un côté, l'élève se place dans le milieu, la face tournée du côté du guide, (celui qui tient la partie la plus basse de la corde près de la cheville de son pied droit); le haut du corps doit être bien d'aplomb sur les hanches, les bras sont arqués sur les côtés. Les choses ainsi disposées, le guide enlève la corde, en comptant à temps égaux *un*, *deux*. *Un*, c'est enlever la corde; *deux*, c'est la présenter au saut en la faisant passer sous les pieds. Au temps *deux*, l'élève fait un petit saut sur la pointe des pieds, en levant les jambes en arrière pour laisser passer la corde, et continue de sauter en mesure.

---

(1) A la deuxième ou troisième leçon on peut habituer les élèves à entrer dans la corde en mouvement.

IIe. Exercice. — *Toucher derrière.*

Celui-ci ne diffère du premier qu'en ce que l'élève doit à chaque saut toucher le haut des cuisses avec les talons, sans perdre la mesure. Pour faciliter son élan, il laisse pendre les bras, qu'il agite dans la direction où il saute, chaque fois qu'il veut s'enlever.

IIIe. Exercice. — *Toucher devant.*

Il s'agit dans cet exercice de plier autant que possible les articulations des hanches, et de toucher à chaque saut les épaules avec les genoux. C'est surtout dans cet exercice que l'élan des bras est d'une très-grande utilité. Aussitôt que l'on fera avec facilité les exercices précédens, on pourra essayer de toucher alternativement, sans perdre la mesure, tantôt derrière, tantôt devant. Au commencement de cette leçon, il est indispensable d'avoir un bon guide, afin que celui qui s'exerce ait une mesure fixe et bien ménagée. Dès que l'élève a exécuté tous ces exercices avec précision, on peut déjà commencer à lui faire faire un demi-tour, ensuite un tour entier, sans perdre la mesure ni manquer le temps. Pour qu'il en contracte l'habitude, on commencera par le premier exercice, afin de l'amener insensiblement au trosième et aux suivans.

IVe. Exercice. — *Piaffer au galop.*

Ici les mouvemens sont beaucoup plus précipités que dans les exercices précédens. C'est un sautillement continuel qui s'exécute en enlevant, pour ainsi dire, les deux pieds à la fois, et en les posant à terre, à peu près ensemble. Pour rendre cet exercice plus difficile, on n'a qu'à doubler ou tripler la mesure. On s'apercevra aisément que cet exercice seul suffit pour fatiguer en peu de temps les élèves les plus robustes.

Ve. Exercice. — *Sauts droits.*

J'entends par sauts droits tous ceux que l'on fait en avant ou en arrière, quand on a le guide à sa gauche. Avant d'essayer d'autres exercices, il est indispensable de répéter dans cette direction tous ceux que l'on a faits précédemment. La première chose que l'on doit observer ici, c'est de s'assurer dans quel sens le guide tourne la corde. Quand il y a deux personnes qui tournent, c'est toujours celle qui tourne de droite à gauche qui détermine la direction. Il faut dès à présent s'habituer à entrer, sortir, obliquer à droite, à gauche, en sautant au-dessus de la corde, tandis qu'elle est en mouvement. Pour varier ces exercices, on fera alternativement sans sortir de la corde, ni perdre la mesure, le piaffer au galop, le toucher devant, le toucher derrière, et le saut de mouton.

VIe. Exercice. — *Le saut de mouton.*

Cet exercice contribue puissamment à dégager les hanches et à fortifier les reins. Extrêmement simple en apparence, il n'y a absolument que ceux qui le considèrent sous le rapport mécanique qui puissent apprécier son utilité pour les jeunes gens qui sont noués. Il s'exécute de trois manières différentes : droit devant soi, de droite à gauche, ou de gauche à droite. Pour exécuter le premier, les bras collés le long du corps, on joint les pieds autant que possible, et en roidissant toutes les parties, on s'enlève, en pliant un peu les jarrets, que l'on tend aussitôt. Pendant le saut, l'action des reins et celle des muscles abdominaux fléchissent les hanches et portent en avant les extrémités inférieures qui sont tendues. Le haut du corps semble dans cette action vouloir aller à leur rencontre. Dans ce cas-ci, les hanches sont les seules parties qui plient ; le corps décrit un arc, dont les extrémités sont les pieds et la tête : le centre se trouve dans les reins. Dans les sauts de côté, on porte pendant le saut les jambes tendues soit à droite soit à gauche. Pour varier l'exercice, on peut alternativement faire un saut droit et un saut de côté. Dans cet exercice, les articulations se trouvant contractées davantage que dans les précédens, il faut absolument tomber sur la pointe des pieds, afin de prévenir la secousse désagréable que l'on éprouverait en tombant sur les talons.

VIIe. Exercice. — *Franchir en courant.*

La corde tourne de droite. Pour la franchir en courant, il faut saisir le moment où elle se trouve enlevée à la hauteur des yeux, quand on est tout près, prendre son élan, et sauter au-dessus au moment où elle est le moins éloignée de terre.

VIIIe. Exercice. *Passer dessous.*

Pour passer sous la corde quand on la tourne de gauche, il faut s'élancer au moment où elle est le plus près de terre ; s'éloigner aussitôt, ou se mettre en mouvement. Il est entendu qu'on est à la droite du guide. La hardiesse et la justesse du coup d'œil sont indispenbles dans cet exercice ; trop de précipitation et de lenteur vous font donner dans la corde, que vous arrêtez sur-le-champ.

IXe. EXERCICE. — *Passer deux.*

Aussitôt que plusieurs élèves feront avec facilité les deux exercices précédens, on pourra prendre les plus adroits pour les faire franchir à la file, la corde tournant de droite. Pour revenir à leur place, ils passeront à gauche du guide.

X^e. EXERCICE. — *La chasse.*

Dans cet exercice, deux élèves sont placés, celui qui franchit le premier à droite du guide, celui qui passe dessous à sa gauche. La corde va de gauche à droite. Le premier commence, le second, en passant dessous, le suit aussitôt, et franchit à son tour. Le premier passe dessous, et ainsi de suite ; ils semblent se poursuivre.

XIe. EXERCICE. — *Se croiser.*

Au lieu de passer ici tantôt dessus, tantôt dessous, comme à l'exercice précédent ; chacun des deux continue l'évolution qu'il a commencée ; c'est-à-dire, que celui qui se trouve à droite franchit toujours, et que celui qui est à la gauche passe dessous. Tous les deux prennent à gauche en quittant la corde. Le premier tourne autour du guide, le second autour de l'objet auquel la corde est fixée. Dans cet exercice, les deux élèves vont en sens contraire, sans interrompre le mouvement de la corde, en formant deux partis. Un qui franchit, composé des plus adroits ; et l'autre qui passe dessous ; on peut former deux cercles d'acteurs, dont chacun tourne à gauche, en quittant la corde ; les grands tournant autour du guide ; les petits autour de l'objet auquel la corde est fixée. Cet exercice, qui doit se faire avec beaucoup de rapidité, demande que les élèves soient bien préparés. Il est très-amusant, et quand les spectateurs le virent pour la première fois exécuter à mes élèves, beaucoup d'entre eux ne comprenaient pas sur-le-champ comment les deux partis peuvent aller en sens contraire en faisant des mouvemens différens sans s'engager dans la corde.

Pendant les exercices simples de la corde, il est très-avantageux d'habituer les élèves à faire toutes sortes de mouvemens avec les mains; on peut aussi exécuter à la corde fixe tous les exercices du cerceau et du cordon; mais il faut pour cela bien connaître les uns et les autres.

CHAPITRE II.

EXERCICES DES EXTRÉMITÉS SUPÉRIEURES.

La force et la souplesse des bras étant de la plus grande nécessité pour celui qui se propose de faire des progrès dans la gymnastique, on ne peut assez recommander aux jeunes gens d'employer tous les moyens propres à acquérir ces deux qualités. Tout le monde est convaincu que la force des bras peut nous être d'un très-grand secours dans beaucoup de circonstances, et quelquefois même nous sauver la vie. Dans un incendie, par exemple, où nous sommes obligés de descendre à une échelle mal assurée, dont les échelons sont mouillés, l'un ou les deux pieds à la fois nous glissent, et nous faisons une chute plus ou moins dangereuse, à proportion de la hauteur d'où nous tombons; cette chute est inévitable si nos bras ne sont pas assez forts pour résister à la secousse qu'ils éprouvent en voulant retenir le corps qui vient de perdre son point d'appui, et s'affaisse avec beaucoup de violence dès qu'il ne rencontre aucun obstacle. Ce cas est un des plus communs, et auquel presque tous les hommes sont exposés pour le moins une fois dans leur vie. Je le répète encore, les avantages que nous procure la force des bras sont incalculables, si l'on considère les situations pénibles où l'on peut se trouver, soit sur un vaisseau, dans une barque, sur un pont, à la suite d'une chute inopinée, en nous accrochant par nos bras aux objets que nous rencontrons en tombant; si nous avons assez de force, nous pouvons nous retenir, et même remonter sur les objets doù nous étions sur le point d'être précipités.

Exercices préparatoires pour développer et augmenter la force des extrémités supérieures.

Mouvement des bras.

Ier. Exercice. — *Enlever droit devant soi.*

Tous les élèves étant placés dans la position et dans l'alignement que j'ai indiqué plus haut, au commandement de l'instructeur, *en avant*, *un*, ils tendent en même temps les bras en avant, à hauteur du creux de l'estomac, les poings fermés, les ongles en dessus, et restent là. *Deux*, les bras tombent sans mollesse le long des cuisses; *un*, ils reviennent à la première position. *En avant*, *deux*, ils retombent encore le long des cuisses; et ainsi de suite, en comptant toujours *un*, *deux*, *un*, *deux*, à temps égaux, jusqu'au commandement *halte*.

II. Exercice. — *Enlever parallèle aux oreilles.*

Cet exercice a quatre temps distincts. *Un*, c'est enlever les bras à la hauteur du creux de l'estomac comme à l'exercice précédent. *Deux*, c'est les placer parallèlement aux oreilles, les poings fermés, les ongles en face. *Trois*, c'est revenir à la position en avant. *Quatre*, les bras retombent parallèles au corps. Tous ces mouvemens doivent s'exécuter avec vitesse et à temps égaux. Le haut du corps n'a point de mouvemens particuliers; il doit être dans un parfait équilibre sur les hanches.

IIIᵉ. Exercice. — *Mouvement de balancier.*

Ce mouvement s'exécute en portant le bras, le poing fermé, d'arrière en avant, avec force et à temps égaux, premièrement avec un bras, ensuite avec les deux à la fois. Quand il n'y a qu'un bras qui agit, celui qui est en repos doit être replié sur la poitrine, le poing fermé. Il faut pendant ce mouvement roidir un peu l'épaule et l'avant-bras de la partie en action, afin d'empêcher les ligamens capsulaires de trop s'étendre.

IVᵉ. Exercice. — *Mouvement en fronde.*

Ici, l'un des bras décrit avec vitesse un cône, dont la base se trouve à l'extrémité de la main, et le sommet à l'articulation de l'épaule. Il est entendu que l'on fait le même mouvement des deux bras alternativement, ensuite des deux bras à la fois. Pendant ce mouvement, il ne faut pas trop abandonner le bras à son propre poids, afin que la tête de l'humerus qui se meut dans la cavité de l'omoplate, éprouve une friction égale et bien ménagée. Pour exécuter sans gêne cet exercice et les suivans, il faut placer les élèves à deux pas de distance.

Vᵉ. Exercice. — *Développer devant, frapper derrière.*

Le but principal de cet exercice étant de développer et de faire ressortir la poitrine, en agitant avec force les muscles de cette partie, il faut que l'instructeur veille avec soin à la justesse de l'exécution des mouvemens. Ainsi que le précédent, cet exercice a quatre temps distincts. *Un*, c'est enlever les mains le long des côtes, la pointe des doigts inclinée vers la terre, les rassembler au-dessus de la tête, le dos des doigts collé depuis la seconde phalange, les ongles en face. *Deux*, de cette position, en développant avec grâce les bras à droite et à gauche, ils se trouvent tendus horizontalement, la paume de la main en dessus. *Trois*, en abaissant doucement les bras, on tourne les mains; dès qu'elles se trouvent à la hauteur des hanches, on les frappe en les joignant derrière. *Quatre*, les mains se placent le long des cuisses; ainsi, *un*, c'est enlever et joindre les mains. *Deux*, c'est déployer et étendre les bras horizontalement de chaque côté du corps. *Trois*, c'est affaisser les mains, en les tournant pour les joindre et les claquer sur le dos. *Quatre*, c'est replacer les mains le long des cuisses. Pour bien exécuter cet exercice, il faut développer avec grâce, et bien exprimer tous les temps.

VIe. EXERCICE. — *Détacher de côté.*

Au commandement *un*, tous les élèves, en levant les bras presque au niveau de l'épaule, les replient dans la direction des aisselles, les poings fermés, les ongles au corps. Au commandement *deux*, chacun détache (soit à droite) un coup sec, sans cependant allonger le bras, et revient à la première position; ensuite les deux mains agissent alternativement, ce qu'il faut bien distinguer des deux mains mises en action spontanément. Dans le premier cas, il y en a toujours une qui détache, tandis que l'autre revient au corps, au lieu que dans les deux mains mues à la fois, il n'y a qu'un seul coup; les mains détachent et replient en même temps.

VIIe. EXERCICE. — *Détacher devant soi.*

Il s'exécute de la manière suivante :

Assuré de son aplomb sur les extrémités inférieures, l'élève joint les coudes au corps, replie les bras vers la hauteur de la poitrine, les poings fermés, les ongles tournés vers l'épaule. Au commandement *un*, il détache un coup sec droit devant lui, sans néamoins tendre le bras entièrement, et continue le même mouvement avec beaucoup de force et de vitesse, tantôt de l'un, tantôt de l'autre bras, et enfin des deux bras à la fois. Quoique très-simples en apparence, ces exercices, et ceux des extrémités inférieures que l'on peut faire sans instrumens, sont plus utiles que l'on ne croit; ils méritent surtout d'attirer l'attention des pères et des instituteurs éclairés, parce que chacun peut les exécuter sans aucuns frais. Ceux des extrémités supérieures sont très-salutaires pour les jeunes gens des deux sexes qui ont la poitrine étroite, les épaules roides et mal placées, une courbure dans la colonne vertébrale, etc., en développant les muscles des bras, des epaules, de la poitrine et du dos. Ces mouvemens souvent répétés ont encore l'avantage d'asseoir bien d'aplomb le haut du corps sur les hanches, et de donner de la grâce, de l'aisance aux mouvemens des bras et du tronc.

Pour les premiers exercices avec un instrument, il suffit d'assujettir au plafond une perche de la grandeur ou de la longueur du local où l'on veut s'exercer, laissant entre la perche et le plafond un espace assez considérable pour faciliter le jeu des mains. On peut indifféremment assujettir cette perche avec des anneaux de fer fixes ou avec des cordes. Ces dernières doivent obtenir la préférence, parce qu'elles ont l'avantage d'accoutumer les mains à tenir tout le poids du corps suspendu à des objets mouvans, ce qui augmente beaucoup la force.

LE BATON FIXE.

Ier. Exercice. — *Pendre aux deux bras.*

Cet exercice consiste à tenir tout le poids du corps suspendu pendant plusieurs minutes d'abord aux deux mains, ensuite à une seule (*V.* tab. 4, fig. 13.) Les bras sont tendus, et toutes les autres parties du corps pendantes. L'instructeur fait relever les genoux aux enfans d'une constitution faible, et reste près d'eux afin d'empècher que leur corps ne tourne. Pour se fixer à la perche, on monte sur un objet quelconque, que l'on éloigne aussitôt avec l'un des pieds, et que l'on fait ôter tout-à-fait dès que l'on est fixé. Pour descendre, on lâche les deux mains à la fois, et on tombe légèrement sur la pointe des pieds, le haut du corps penché en avant. Les bras de l'instructeur doivent souvent aider les plus maladroits à se fixer et à descendre de la perche.

IIe. Exercice. — *Glisser de côté.*

Lorsque l'on aura acquis la facilité de se tenir fixé à la perche plusieurs minutes de suite, tantôt par l'un, tantôt par l'autre bras, il faudra essayer de faire le trajet de la perche en glissant les mains l'une après l'autre, de côté, les genoux joints et relevés vers la figure. L'instructeur doit aider aux jeunes gens d'une faible constitution, en leur soutenant les reins avec ses deux mains posées à plat dans la direction des hanches. En facilitant le mouvement que fait l'élève pour avancer, cette précaution prévient les chutes, et encourage beaucoup les enfans.

IIIe. EXERCICE. — *Aller droit.*

Pour avancer droit, étant fixé à la perche, il faut s'enlever à force de bras jusqu'à ce que l'épaule (soit la droite) se trouve peu éloignée de la perche; ensuite essayer d'avancer, en passant une main au-dessus de l'autre, les genoux joints et relevés vers la figure. Les premières fois l'instructeur suivra son élève, afin de veiller à la justesse de ses mouvemens, et faire cesser l'exercice dès qu'on s'aperçoit qu'il est fatigué. Aussitôt qu'on est parvenu à faire plusieurs fois le trajet de la perche sans lâcher prise, on peut essayer de revenir de l'endroit d'où l'on est parti sans se retourner, c'est-à-dire sans aller en arrière. Quoiqu'il n'y ait pas le moindre danger, on ne permet ce travail qu'aux plus vigoureux, parcequ'il est très-fatigant.

IVe. EXERCICE. — *Saisir au passage.*

La perche étant fixée à la hauteur que l'on peut atteindre en sautant, on recule plusieurs fois, et on s'élance en portant les bras vers la perche pour s'y fixer avec les deux mains. Quoique cet exercice paraisse un peu difficile, on a surmonté tous les obstacles quand on a trouvé le juste point de l'élan, ce qui dépend de la force et de l'agilité du sujet.

V^e. EXERCICE. — *Enlever droit sans élan.*

Le cinquième exercice est une suite des premiers. Il exige beaucoup plus de force que les précédens; mais on peut facilement y réussir, si l'on a bien exécuté ceux-ci. Le bâton placé à la hauteur que l'on peut atteindre sans sauter, on l'empoigne des deux mains par le milieu, on s'élève à force de bras et sans élan, jusqu'à ce que la poitrine soit de niveau avec la perche; on reste un moment dans cette position, ensuite on laisse doucement affaisser le corps jusqu'à ce que les bras soient tendus; ensuite, en élevant le corps à force de bras, on revient à la première position, etc. (*V*. tab. 4, fig. 14.) Quand on a passé par tous ces exercices, et qu'on y a réussi, on peut les essayer à la corde inférieure du dévidoire, ce qui est beaucoup plus difficile, parce que cet instrument est très-mobile.

LE TRIANGLE MOUVANT.

De tous les instrumens gymnastiques de mon invention, le triangle mouvant a toujours la préférence, parce que c'est au moyen de cet instrument que j'ai développé mes meilleurs élèves. C'est encore à l'aide du triangle que les enfans apprennent en peu de temps à mouvoir leur corps dans tous les sens, tantôt à l'aide des bras, tantôt à l'aide des jambes. Outre les avantages qui en résultent; la variété de tous les mouvemens que l'on fait à l'aide de cet instrument, offre aux élèves et aux spectateurs un des plus agréables divertissemens. C'est en un mot la pierre de touche de la force et de l'agilité.

Le triangle mouvant est un bâton de frêne bien sec; il a quatre pieds de longueur, sur un pouce et demi de diamètre: chacun des bouts est fixé à une corde de seize pieds, qui est elle-même assujettie par le milieu, au moyen d'un anneau creux posé sur un crochet du triangle. Pour empêcher que les deux cordes ne s'entortillent, ledit crochet doit être fixé de maniere à ce que le triangle puisse se tourner dans tous les sens. (*V*. tab. 1, fig. *a*:)

1er. Exercice. — *Enlever et s'asseoir.*

La partie inférieure du triangle étant placée au niveau des yeux de celui qui s'exerce, il saisit le bâton des deux mains, avançant le pied droit d'un pas (*V.* tab. 4, fig. 15.) Dans cette position il s'élance en avant, pliant les reins et tirant de toutes ses forces le bâton vers sa poitrine. En tombant sur le bâton, il faut avoir soin de ne pas lâcher les mains (*V.* tab. 4, fig. 16.) De cette position, en portant tout le poids du corps sur la partie gauche, on saisit de la main droite la corde du triangle, les ongles en dedans; ensuite on passe la jambe droite au-dessus du bâton; ainsi placé, on porte le poids du corps sur la partie droite, pour saisir la corde de la main gauche, les ongles en dedans, et l'on passe la jambe gauche comme l'on a fait précédemment avec la droite. On peut aussi s'asseoir sur le triangle sans passer les jambes au-dessus du bâton. Arrivé à la position que représente la fig. 16 de la tab. 4, on appuie fortement sur la main gauche, jusqu'à ce que la fesse gauche pose sur le bâton; ensuite on saisit de la main gauche la corde où est fixée la droite; cette dernière passe à l'autre corde, et l'on se trouve assis sur le milieu du bâton (*V.* tab. 4, fig. 18.) Pour descendre, on plie un peu les reins, et on laisse glisser le bâton le long des cuisses jusqu'à ce que le poids du corps se trouve arrêté par les jarrets, que l'on serre fortement. De là on laisse glisser les mains le long de la corde, aussi bas que l'on peut. Dans cette position, on lâche la corde de la main droite pour saisir le bâton, les ongles en dessous (1), tout près

(1) La figure 20 qui représente la cinquième position est fautive, le dos des mains doit être tourné du côté du visage, comme dans les figures 14 et 15 de la même table.

du genou droit; on en fait autant de la main gauche (*V.* pl. 4, fig. 20.) Pour revenir à terre, de cette position, il faut se fixer fortement au bâton avec les deux mains, lancer les pieds en arrière en pliant un peu les reins, et tomber à terre sur la pointe des pieds.

IIe. EXERCICE. — *La culbute simple.*

Assis sur le milieu du bâton, les mains fixées à la corde, à hauteur des épaules, on s'élève un peu par la force des bras, on lance les jambes à travers le triangle, et on laisse glisser les mains le long de la corde, jusqu'à ce que la pointe des pieds soit à un ou deux pieds de terre; de là on peut indifféremment retourner dans sa première position, ou bien tomber à terre (*V.* tab. 5, fig. 21.)

IIIe. EXERCICE. — *Passer en croisant.*

Placé devant le milieu du bâton, ou partie inférieure du triangle, on s'élève à force de bras jusqu'à ce que le menton soit de niveau avec le triangle. Dans cette position, on plie les reins fortement, et les jambes croisées comme celles d'un tailleur quand il est assis, on les passe entre les bras, et on tombe légèrement à terre.

IVe. EXERCICE. — *Pendre aux jarrets.*

Comme à la première position, assis sur le milieu du bâton, on fait le même mouvement que l'on a fait pour descendre au premier exercice; mais, aussitôt que l'on a trouvé un point d'appui assuré sur ses jarrets, on lâche doucement le bâton, et on laisse tomber le haut du corps perpendiculairement vers la terre. On peut indifféremment croiser ses mains sur la poitrine, ou bien les laisser pendre. On fait la même chose avec une jambe.

v^e. Exercice. — *La culbute double.*

Debout sur le milieu du bâton, les mains fixées à hauteur des épaules, on fait la culbute en arrière, en s'élançant en l'air à l'aide des pieds et des mains, et ayant fait le tour entier, on tombe doucement sur le bâton, la face tournée du côté d'où l'on est parti (*V.* tab. 5, fig. 22 et 23.) On peut de cette position revenir à la première, quand on est exercé ; mais dans tous les cas, il est prudent d'avoir près de soi quelqu'un qui tienne le bâton, car cet exercice demande beaucoup de force et de courage. Quand on ne veut pas doubler, c'est-à-dire, faire une seconde culbute en avant, pour revenir par un mouvement contraire, dans la position d'où l'on est parti, il faut serrer fortement la corde sous le bras droit, tandis que la main gauche change de position (*V.* fig. 24, tab. 5.) Quoique dans les commencemens la position renversée des bras vous fasse éprouver quelque douleur, on ne doit en concevoir aucune crainte. Répétez plusieurs fois la même chose, ayant toujours soin de bien serrer les mains, votre seul point d'appui et de sûreté.

vi^e. Exercice. — *Chasser le bâton.*

Quoique difficile en apparence, cet exercice ne présente aucun danger. Assis à la première position, pour chasser le bâton à gauche, on prend de la main gauche, à la hauteur de l'épaule droite, la corde qui se trouve dans la main droite, les ongles en dehors; la droite prend le bâton près de la cuisse, les doigts en dessous, le dos de la main tournée du côté opposé à la figure : aussitôt la gauche enlève le corps, les jambes tendues en avant; la droite fait tourner à gauche le bâton qui doit venir se placer sous les fesses, et les mains reprennent leur première position. On peut faire la même chose de gauche à droite (*V.* tab. 5, fig. 28.)

VIIe. EXERCICE. — *Replier en dehors.*

Assis sur le milieu du bâton, comme dans les exercices précédens, c'est-à-dire, les mains à la hauteur des épaules, on glisse le jambes au-dessus du bâton en arrière; et de là, en pliant fortement les reins, on tombe légèrement à la seconde position du premier exercice. Ainsi placé, on empoigne le bâton des deux mains, et l'on tombe à terre, en tournant autour de son appui.

VIIIe. EXERCICE. — *Toucher des quatre.*

Placé comme dans la troisième position du premier exercice, on prend la quatrième, ayant soin de bien tenir le bâton avec les mains et avec les jarrets. Dès que l'on sent l'aplomb sur toutes les parties, on tend les jambes, et on les laisse glisser le long du bâton jusqu'au mollet. Ne lâchez pas les mains : c'est mon avertissement continuel. Dans cette position, qui est fort gênante, pour les commençans, on force la tête, en pliant les reins, à venir se placer au milieu des jambes. J'avertis aussi qu'il faut être bien sûr de ses mains pour tenter cet exercice.

IXe. EXERCICE. — *Se fixer en sautant.*

La partie inferieure du triangle étant à la hauteur que l'on peut atteindre en sautant (quatre pieds plus haut que le sommet de la tête), on recule quelques pas, et l'on s'élance vers le bâton que l'on saisit avec les mains, par le moyen des cordes, soit assis ou debout.

x^e. Exercice. — *Equilibre.*

Afin d'essayer si l'élève a déjà acquis beaucoup d'assurance, il peut s'asseoir sur la partie inférieure du triangle, lâchant les cordes des deux mains; il doit faire avec les pieds et les mains toutes sortes de mouvemens, et même ôter et remettre son habit plusieurs fois, sans perdre l'équilibre. Ayant bien réussi, il peut essayer l'équilibre couché, l'équilibre croisé, l'équilibre à cheval sur le bâton, l'équilibre à cheval et couché.

xie. Exercice. — *Enlever sans élan.*

L'élève se place immédiatement sous la partie inférieure du triangle, saisit le bâton par le milieu, et s'enlève à force de bras comme dans l'exercice du bâton fixe, ayant soin de plier les reins, les jambes tendues vers la figure, et la pointe des pieds tendue en avant (1).

xiie. Exercice. — *Le tour en fronde.*

Quand on a fait plusieurs fois de suite l'exercice précédent, pour peu qu'on se donne de peine, on fera bientôt celui-ci. Placé comme à la première position du premier exercice, en s'élançant avec force, on tourne plusieurs fois autour du bâton sans s'arrêter ni retomber à terre; les bras et les reins sont les seules

---

(1) Pour les jeunes gens faibles, ou grands et minces, le bâton ne doit être que deux doigts plus haut que le sommet de la tête.

parties du corps qui opèrent ce mouvement de rotation ; le bâton est l'axe.

XIIIe. Exercice. — *Glisser, changer.*

Pour bien faire cet exercice, il faut, de la troisième position du premier exercice, c'est-à-dire, assis sur le milieu du bâton, se glisser du côté gauche jusqu'à ce que l'épaule gauche touche la corde, se tourner un peu à droite, et saisir de la même main le bâton, immédiatement près de la cuisse droite ; ensuite l'on porte la main gauche à droite, on saisit le bâton dans le milieu, puis on se laisse glisser le long de son point d'appui, pour revenir, sans toucher terre dans la seconde position du premier exercice. Il faut arquer les bras autant que possible, afin qu'ils résistent à la chute du corps sans trop s'étendre (*V.* tab. 5, fig. 27.)

XIVe. Exercice. — *L'y grec.*

Cet exercice est un des plus compliqués ; aussi je conseille à tous ceux qui s'exercent, de bien consulter leurs forces et leur agilité, avant de l'entreprendre. Debout sur le milieu du bâton, on passe les jambes en dehors du triangle, posant bien les deux pieds sur le milieu de la partie inférieure du triangle, et serrant fortement la corde dans les jarrets, on laisse glisser les deux mains, jusqu'à ce qu'elles aient atteint les genoux ; alors on lâche la corde, et le haut du corps tombe perpendiculairement, les bras tendus ou croisés sur la poitrine (*V.* tab. 5, fig. 25.) On peut revenir d'où l'on est parti, en pliant les reins et saisissant la corde des deux mains ; alors l'exercice, quoique difficile, n'est que simple : mais il est compliqué quand, au lieu de revenir sur le bâton, comme je viens de l'indiquer, l'élève, en pliant les reins en avant, saisit le bâton entre ses pieds, sans néanmoins les lâcher avant d'être sûr de ses mains, et que de là, en lâchant les jambes qu'il passe entre le bâton et son corps, il vient tomber à la seconde position du premier exercice (*V.* tabl. 5, fig. 26.)

XVe. Exercice. — *Le salut.*

Assis en équilibre sur le milieu du triangle, on saisit le bâton tout près des cuisses, les ongles en l'air, la paume de la main tournée du côté où l'on a la figure, ainsi placé, on se baisse en avant, comme si l'on voulait tomber sur le visage, ayant soin de serrer le bâton entre les jarrets; et l'on revient à la quatrième position du premier exercice. De là on peut se placer assis en équilibre sur le bâton.

XVIe. Exercice. — *Enlever droit aux cordes du dévidoir.*

Placé sous le dévidoir entre les cordes parallèles, on les saisit avec les deux mains, et sans se donner aucun élan avec les pieds, on s'enlève à force de bras, jusqu'à ce que la tête touche au mât qui traverse cet instrument. On descend doucement.

XVIIe. Exercice. — *Toucher des deux bouts.*

Pour exécuter cet exercice, il faut, en s'élevant aux cordes parallèles, replier les reins, relever et tendre en avant les jambes que l'on roidit, s'enlever dans cette position à force de bras, jusqu'à ce que le sommet de la tête et la pointe des pieds touchent au mât en même temps. On descend doucement dans la même position.

Exercices des dernières phalanges des doigts des mains.

Pour exercer les parties dont il est question, j'emploie une planche d'un pouce d'épaisseur, que je fais clouer à plat contre une muraille, à peu près à huit pieds de hauteur. Les bras de l'instructeur fixent avec précaution à cette planche les jeunes gens, qui la saisissent avec les dernières phalanges. Les élèves une fois accoutumés à s'y tenir fixés pendant plusieurs minutes, on leur enseigne :

1°. A s'enlever jusqu'à ce que le menton soit de niveau avec le bord supérieur de la planche.

2°. Jusqu'à ce que la poitrine soit au niveau des mains.

3°. A avancer en allant de côté.

Ces trois exercices doivent s'exécuter sans le secours des pieds. Plusieurs de mes élèves font jusqu'à trois fois sans s'arrêter le trajet de la planche, qui a quinze pieds de longueur. Pour mettre le lecteur à même de juger de l'importance de ces exercices, je lui fournirai la preuve que tous ceux de mes élèves qui les exécutent bien, peuvent passer, au moyen du saut de voltige, partout où ils auront la facilité de se fixer avec le bout des doigts ; et qu'au moyen de l'assaut sans brèche, dont je parlerai dans la suite, ils sont capables de franchir depuis neuf jusqu'à onze et même douze pieds de hauteur, ce qui paraîtra peut-être incroyable aux personnes qui n'ont jamais vu courir au mur.

Le passage de la barre de fer carrée, et de la barre de fer dentelée.

La barre de fer dont il est question a ordinairement quinze pieds de longueur et un pouce carré. On peut la hausser ou la baisser comme le mât de voltiges. On fait sur cet instrument les mêmes exercices que ceux indiqués à l'article du bâton fixe et de la corde horizontale, ou corde inférieure du dévidoir ; c'est-à-dire, on va en avant et en arrière, à l'aide des mains, seulement. En introduisant cet exercice dans mon cours de gymnastique, j'ai eu en vue d'accoutumer mes élèves à supporter la douleur avec patience et résignation. Il faut beaucoup de courage et surtout être endurci à la douleur, pour faire le même exercice à la barre de fer dentelée. La barre dentelée a les mêmes dimensions que la première ; on peut aussi la hausser et la baisser à volonté. Les dents pratiquées sur la surface de cette barre doivent être assez saillantes pour occasioner de la douleur, sans cependant blesser les mains. Je n'admets à cet exercice que ceux de mes élèves qui se distinguent par leur courage et leur patience.

JEU DU BATON.

En parlant de cet exercice, je ne prétends pas entrer dans tous les détails de la *bâtonnerie ;* je n'indique que ce que j'enseigne à mes élèves; et les exercices dont il est question peuvent plutôt être considérés comme préparatoires pour les jeunes gens, qui se proposent d'apprendre à faire des armes des deux mains, que comme une science à part. Tous les hommes sans distinction devraient, selon moi, apprendre à manier le bâton, soit pour l'attaque ou la défense contre leurs semblables, soit contre les animaux. La pesanteur du bâton dont on se sert pour cet exercice, doit être proportionnée aux forces de l'élève ; sa longueur ordinaire est depuis l'aisselle de l'élève jusqu'à l'extrémité de son index. Sa forme est ronde, sa surface bien unie. Pour les commençans, sa grosseur est d'un pouce de diamètre.

MOUVEMENS PRÉPARATOIRES.

Ier. Exercice. — *La poignée.*

Afin de donner beaucoup de force et de liant au poignet et aux doigts, ce qui est indispensable pour le jeu du bâton, je me sers d'un morceau de bois tourné en poignée de tire-bottes. (*V.* tab. 1, fig. 6, *l. m.*) L'exercice consiste à tenir avec force cette poignée dans une seule main, tandis qu'une autre personne cherche à nous l'arracher, en se servant de ses deux mains. Pour bien résister, il faut, sans y mettre trop de force, suivre avec beaucoup de liant tous les mouvemens de l'agresseur, et n'employer la force, pour se débarrasser, que dans les momens décisifs.

IIe. Exercice. — *Mouvement en fronde, en position.*

L'élève, placé bien d'aplomb sur les hanches, doit avoir la tête haute, les épaules effacées, le pied droit un peu en avant, le bras gauche un peu allongé sur les reins, le poing fermé, les ongles en dessus. Dans cette position, il prend de la main droite le bâton par le bout, les ongles en dessus, et il essaie de communiquer à son bâton un mouvement en fronde à l'aide du poignet seulement; toutes les autres parties du corps doivent être immobiles.

IIIe. Exercice. — *Moulinet simple.*

L'élève, dans la position que j'ai indiquée plus haut, prend le bâton par le bout, les ongles en dessous, le porte avec rapidité le long du corps sur le côté gauche, la main à hauteur de l'oreille, et en le faisant passer le long de la tête, il jette le bout opposé à celui qu'il tient, droit devant lui, les ongles en dessus; ensuite, profitant du mouvement communiqué au bâton par le premier jet en avant, il le fait passer le long du corps à droite, le fait repasser à gauche comme la première fois, le jette en avant, le fait encore passer à droite, et ainsi de suite.

IVe. EXERCICE. — *Moulinet double.*

Toujours dans la même position, on prend le bâton par le milieu, les ongles en dessus, et on fait à gauche, à droite et devant soi, avec les deux bouts du bâton, les mêmes mouvemens que l'on a faits au moulinet simple.

Ces trois exercices doivent s'exécuter alternativement des deux mains, en place et doucement, jusqu'à ce que l'on ait acquis assez de force et d'adresse pour augmenter la rapidité des mouvemens du bâton. Ensuite, augmentant toujours de vitesse, on essaiera, en exécutant les mêmes mouvemens, d'aller en avant, en arrière et de côté. Il est prudent de garder son chapeau jusqu'à ce que l'on soit bien habitué à manier le bâton des deux mains.

BAISSER ET ENLEVER AUX BARRES PARALLÈLES.

CES barres, placées sur des tréteaux à coulisses, peuvent être haussées ou baissées à volonté; leur épaisseur doit être proportionnée à leur longueur, qui est indéterminée.

Ier. Exercice.

Les barres placées à hauteur des hanches de celui qui s'exerce, on pose les deux mains sur elles, et en relevant les talons vers le haut des cuisses, on prend l'équilibre sur les poignets; ensuite, en pliant sur les extrémités supérieures, on touche la terre avec les genoux, après quoi l'on se relève à force de bras, sans perdre l'équilibre, et on répète les mêmes mouvemens jusqu'à ce que l'on ait acquis assez de force pour toucher la terre avec les genoux, et se relever jusqu'à douze fois sans se reposer.

IIe. Exercice. — *Replier en arrière et en avant.*

Dès que l'on fait ces mouvemens avec facilité, on doit essayer d'aller en avant à l'aide des bras, en tenant les jambes repliées en arrière; on fait la même chose les jambes tendues en avant, ce qui est un peu plus difficile. Quand on est parvenu à bien exécuter tous ces mouvemens, on doit les répéter, les barres haussées au niveau de la poitrine; alors les pieds, en donnant l'élan, agissent de concert avec les bras.

CHAPITRE III.

LE SAUT, LA COURSE, ET LA DANSE AU CERCEAU.

Cet exercice est un des plus simples et des plus amusans pour les garçons. Des enfans de sept à huit ans peuvent déjà exécuter, à l'aide du cerceau, beaucoup de mouvemens qui ne sauraient être que très-avantageux au développement de leurs forces et de leur adresse. Le cerceau dont on se sert doit pouvoir aisément passer entre les jambes de celui qui l'emploie. Les deux bouts qui se croisent doivent être très-minces, et fixés solidement avec du fil d'archal ou de la bonne ficelle. Les bords saillans doivent être arrondis autant que possible, afin que les enfans ne puissent pas se blesser quand ils se touchent le devant des jambes, ce qui arrive assez souvent lorsqu'ils commencent à s'exercer.

1er. Exercice. — *Passer devant en place.*

Pour exécuter ce mouvement, on prend le cerceau à sa jointure, les deux mains à quatre pouces de distance l'une de l'autre, le haut du corps bien d'aplomb sur les hanches, la tête droite, les talons sur la même ligne; on lève les mains à hauteur du menton, le revers tourné vers la figure. Placé ainsi, on regarde au travers du cercle, dont la partie qui doit passer sous les pieds se trouve au-dessus de la tête. Les choses ainsi disposées, on jette le cerceau sous ses pieds, et on fait un petit saut avec les deux pieds à la fois, pour le laisser passer; on le ramène ensuite d'arrière en avant, et on continue à sauter, ayant soin surtout de bien lever les pieds, et et de ne pas lâcher le cerceau, auquel on communique un mouvement de rotation. Les mains, qui doivent seules mettre le cerceau en mouvement, resteront aussi près du corps que possible. Comme dans tous les exercices des extrémités inférieures, il faut s'enlever et tomber sur la pointe des pieds.

IIᵉ. EXERCICE. — *Passer derrière en place.*

Ici le cerceau passe au-dessus de la tête, descend derrière le dos, passe sous les pieds, et remonte par devant. Dans cette action, le mouvement des mains a lieu en sens contraire de l'exercice précédent. Placées à la hauteur du nombril, elles tiennent le cerceau tourné vers la terre. Dans cette position, on enlève à hauteur des yeux, les bras se replient en arrière, les mains descendent en passant près du visage et de la poitrine. A la suite du mouvement d'impulsion qu'il a reçu, en passant au-dessus de la tête, le cerceau passe sous les pieds au moment où les mains se trouvent au-dessus des hanches. Il est indispensable de bien exécuter ces deux exercices avant de passer à d'autres.

IIIᵉ. EXERCICE. — *Passer en courant.*

Dès qu'on veut se mettre en mouvement, en passant un des pieds dans le cerceau, on le pose à terre, on lève l'autre aussitôt en arrière, pour laisser passer le cerceau, que l'on ramène devant les pieds en le faisant passer derrière le dos, au-dessus de la tête et devant soi. Le passage du cerceau s'opère dans le moment où on lève l'un des pieds, tandis que l'autre se porte en avant.

IVe. Exercice. — *Demi-passage de côté en place.*

L'élève tenant le cerceau de la main droite, le bras tendu de côté, fait un petit saut, le passe sous ses pieds et l'enlève jusqu'aux hanches; ensuite saute encore, repasse le cerceau sous ses pieds, et se retrouve à sa première position. On doit répéter cet exercice jusqu'à ce qu'on le fasse de la droite avec aisance et facilité, ensuite on exécute la même chose de la main gauche.

V^e. Exercice. — *Passage entier.*

Si cet exercice présente plus de difficultés que les précédens, il offre aussi des moyens sûrs de développer l'adresse, en habituant le corps à se mouvoir avec aisance et célérité, tandis que les bras exécutent des mouvemens partiels. Pour faire opérer au cerceau un tour entier, en le lançant de côté sous les pieds, soit de droite ou de gauche, il faut tendre, parallèle à l'oreille, le bras qui agit; ensuite, passer l'instrument sous les pieds, qu'on lève assez haut pour ne pas gêner le cerceau, et revenir à la première position. La main inactive est placée sur la poitrine, le coude au corps. Il faut s'appliquer surtout à bien exécuter le passage sous les pieds. Si le cerceau n'a pas assez d'impulsion, il prend une direction oblique, et touche au corps. On répète de la main gauche ce que l'on a fait de la droite.

VIe. Exercice. — *Le retour*, ou *passer en dessus.*

Aussitôt que l'on fait avec facilité l'exercice précédent, on peut essayer de passer en dessus, c'est-à-dire, de faire un tour entier, en faisant passer le cerceau au-dessus de la tête, du côté opposé à la main qui le dirige. Si c'est la droite qui agit, le bras tendu parallèle à l'oreille, on lance le cerceau à gauche; puis, en le faisant passer au-dessus de la tête, le long du corps, et sous les pieds on le ramène à sa première position. Pour passer de gauche à droite, on fait avec la main gauche le mouvement contraire.

SAUTER, COURIR, DANSER AU CORDON.

Les exercices du cerceau et ceux du cordon sont recommandables sous tous les rapports. En mettant le corps en action dans tous les sens, ils en augmentent la force et l'adresse, et rendent les membres d'une souplesse étonnante. Leur grande simplicité présente encore l'avantage de pouvoir les exécuter partout, sans aucun danger. Des enfans de sept à huit ans peuvent essayer les plus simples, sans courir aucun risque de se blesser. Dans la suite, ils apprennent d'eux-mêmes à faire les plus difficiles. Quoique très-simple en apparence, cet exercice est susceptible de beaucoup de variations. Il doit obtenir l'avantage sur beaucoup d'autres, parce que les mouvemens qu'il exige développent le corps d'une manière plus étendue et plus variée. Ainsi que tous les autres exercices élémentaires, ceux dont il est question présentent aussi l'avantage de pouvoir être exécutés au commandement de l'instructeur par un grand nombre d'élèves à la fois. Chacun de mes élèves ayant son cordon et son cerceau, j'en exerce souvent soixante sur une même ligne. En suivant ici la gradation des différentes classes, le spectateur voit dans la même leçon les exercices les plus simples et ceux qui sont les plus compliqués. Le cordon dont on se sert pour cet exercice doit être fort souple ; sa longueur, quand on le tient des deux mains, est depuis la cheville du pied jusqu'aux hanches. Cet exercice consiste à faire passer sous les pieds, et au-dessus de la tête, le cordon dont on tient un des deux bouts dans chaque main.

Ier. Exercice. — *Passer devant en place.*

La position est ici la même qu'au premier exercice du cerceau. Pour commencer, on jette le cordon derrière on l'enlève, en lui communiquant un mouvement d'impulsion en avant, il passe sous les pieds, remonte derrière le dos, vient par-devant, passe sous les pieds, et ainsi de suite. Comme à l'exercice du cerceau, il faut que le cordon exécute un mouvement de rotation entre les doigts ; c'est le seul moyen de l'empêcher de se tourner quand il n'est pas muni d'un tourniquet à l'un des bouts. Pendant cette action, les bras sont un peu pliés, et n'ont que peu de mouvement ; l'action principale èst dans les poignets.

IIe. Exercice. — *Passer derrière en place.*

Ici le mouvement s'exécute en sens contraire à l'exercice précédent. Le cordon placé devant, on le fait passer au-dessus de la tête, derrière le dos et sous les pieds, etc.

IIIe. Exercice. — *Passer devant en courant.*

Celui-ci ne diffère des précédens qu'en ce qu'on l'exécute en avançant et en reculant. Dès que l'on fait ces trois exercices avec précision, on peut essayer le *toucher derrière*, le *toucher devant* et le *piaffer au galop*; ensuite passer au suivant. Quoiqu'ils présentent plus de difficultés, on parviendra facilement à les exécuter, si l'on a bien fait les premiers.

IVe. EXERCICE. — *Passer, en dansant en place.*

Dans cet exercice, la position et les mouvemens des pieds dépendent absolument de la volonté et de l'adresse de celui qui s'exerce. On peut varier à l'infini l'action des pieds, tandis que la corde tourne, tantôt d'arrière en avant, tantôt d'avant en arrière. Souvent, tandis que la jambe droite se trouve tendue en avant, la gauche, en se relevant en arrière vient toucher le haut des cuisses. La gauche se porte à son tour en avant, et la droite touche. On peut aussi essayer le *balancer*, tantôt sur l'une, tantôt sur l'autre jambe. Les jeunes gens qui auront déjà pris quelques leçons de danse, pourront faire toutes sortes de figures, pendant que le cordon se meut sans interruption.

V^e^. EXERCICE. — *Passer simple et croiser en place.*

Le premier passage s'exécute comme les précédens; au second, les bras se croisent de la manière suivante: dans le moment où la corde tombe devant, les mains se croisent dans la direction, et à la hauteur des hanches, la droite passe à gauche, et la gauche à droite. On fait alternativement tantôt le passage droit, tantôt le croisé. Quand on exécute cet exercice avec facilité, on peut essayer de le faire en arrière.

VI°. EXERCICE. — *Les trois sauts alternatifs, simple, double et croisé.*

Cet exercice est un des plus agréables aux yeux des spectateurs : il est aussi très-facile pour ceux des élèves qui ont bien fait tous les précédens. Ici l'essentiel est de savoir communiquer à la corde une impulsion assez forte pour qu'elle puisse, pendant le saut, passer deux fois sous les pieds. C'est ce qu'on appelle *doubler*. Une fois que l'on est parvenu à doubler plusieurs fois sans peine, on essaie de passer alternativement, sans s'arrêter, deux fois simples, une fois double et une fois croisé. On peut faire les mêmes exercices en arrière en place, ensuite en dansant en place, en courant en avant et en arrière. Ici il n'y a que le doublé en arrière qui soit un peu difficile ; les autres s'exécuteront sans peine, pour peut qu'on s'y applique.

VII°. EXERCICE. — *Doubler droit et croisé.*

Cet exercice commence à présenter quelques difficultés. Dans celui-ci, les bras et les mains doivent se mouvoir avec beaucoup de vitesse. Tandis que le cordon passe deux fois sous les pieds, les mains se meuvent d'après un changement déterminé. Au premier passage, elles agissent simplement chacune de son côté; au second, elles se croisent, en faisant exécuter à la corde un tour sous les pieds.

VIII. EXERCICE. — *Doubler croiser.*

Cet exercice est un des plus difficiles. Néanmoins, pour peu qu'on s'y applique, on pourra l'exécuter en peu de jours. Le principal est de croiser les mains avec rapidité, aussitôt que l'on a communiqué au cordon un mouvement assez rapide pour le faire passer deux fois de suite sous les pieds, pendant que l'on exécute le saut.

Voici les exercices les plus marquans du cordon et du cerceau. Il me serait impossible de décrire tous ceux que mes élèves exécutent. Nos exercices élémentaires des extrémités inférieures leur fournissent des moyens inépuisables de les varier à l'infini.

EXERCICES COMPLIQUÉS.

Après avoir indiqué tous les moyens propres à augmenter la force et la souplesse des membres par une marche progressive, qui agit tantôt sur les uns, tantôt sur les autres parties du corps séparément, il est indispensable d'indiquer aussi une série d'exercices, où toutes les parties du corps, étant plus ou moins en action, doivent souvent s'entr'aider pour arriver au but que l'on se propose. Il serait inutile de répéter ici tout ce qui a été dit dans l'introduction, sur l'utilité et les avantages que présentent les exercices corporels en général; mais qu'il me soit permis de faire observer à mon lecteur, qu'en parlant de l'éducation physique, j'ai compris une suite d'exercices corporels non interrompus, et adaptés aux dispositions de chaque individu.

J'entends par exercices compliqués ceux où plusieurs parties du corps sont en action en même temps; par exemple, l'ascension au moyen de la corde isolée. Quoique très-simple en apparence, cet exercice, et celui de la perche et du mât de cocagne, sont d'une très grande utilité, si l'on considère que, dans la plupart des incendies, on est souvent obligé de se sauver par les fenêtres des appartemens où l'on est surpris. Combien de malheureuses victimes ont préféré périr dans les flammes plutôt que de s'abandonner à une corde qu'on leur tendait, ou même en hésitant de sauter d'un second ou bien d'un premier étage ! Chacun devrait pour le moins être en état, dans un cas pressant, de descendre de plusieurs étages sans accident, soit le long d'une corde, d'une perche, et même à l'angle d'une muraille. Le chasseur ou le voyageur qui s'égare pendant la nuit s'estime très-heureux de pouvoir grimper sur un arbre touffu, pour y chercher un abri sûr contre les attaques des bêtes féroces et des voleurs.

Ier. Exercice. — *Grimper à la corde isolée.*

Dans cet exercice, les mains et les pieds agissent d'un commun accord. (*V.* tab. 7, fig. 46.) L'élève, placé immédiatement sous la corde, en saisit les deux mains aussi haut qu'il peut atteindre, s'enlève par la force des bras, en serrant fortement la corde entre les genoux, le coude-pied gauche et le talon du pied droit. Il commencera ainsi à grimper, ayant soin d'enlever tout le poids du corps avec les deux mains. Tandis qu'une passe au-dessus de l'autre, la main qui est dessous, et la pression des pieds sont employés à soutenir tout le poids du corps. Pour descendre, on observe les mêmes règles, c'est-à-dire, qu'on passe une main au-dessous de l'autre, en laissant glisser la corde entre les genoux, le talon et le coude-pied.

IIe. Exercice. — *Grimper à la perche.*

Il s'exécute au moyen des mêmes mouvemens que le précédent.

IIIe. EXERCICE. — *Grimper à la corde isolée sans le secours des pieds.*

Cet exercice ne diffère du premier qu'en ce que les mains seules enlèvent le corps. (*V.* tab. 7, fig. 47.) Ceci exige beaucoup plus de force, et l'instructeur ne doit permettre cet exercice qu'à des sujets distingués.

IVe. EXERCICE. — *Descendre sans le secours des mains.*

Arrivé au bout de la corde, on se tient ferme avec les mains, en lâchant les pieds; le gauche donne une secousse à la corde qui pend entre les cuisses, pour la placer en dehors, au-dessus du mollet, le bout inférieur près de la cheville interne du pied gauche; la jambe droite croise sur la gauche; on serre la corde entre les cuisses et les jambes, on lâche les mains et on se laisse glisser doucement, la poitrine près de la corde, et les mains prêtes à saisir en cas de besoin.

Ve. EXERCICE. — *Grimper avec une charge.*

Pour habituer mes élèves à grimper à une grande hauteur avec une charge proportionnée à leurs forces, et cela sans le moindre danger, j'assujettis de distanee en distance un bâton de quatre pieds de longueur à la corde isolée : premièrement à dix pieds de terre, ensuite à quinze, après à vingt, et ainsi de suite. (*V.* tab. 7, fig. 48.) Ces bâtons forment autant de stations auxquelles l'élève peut se reposer, jusqu'à ce qu'à force de s'exercer, il parvienne à monter, avec sa charge, sans avoir besoin de repos.

VIe. EXERCICE. — *Grimper à la petite corde.*

Cet exercice ne diffère de ceux de la *corde isolée*,

qu'en ce que l'on y emploie une corde beaucoup plus petite, ce qui rend l'exercice infiniment plus difficile

VIIe. EXERCICE. — *Repos sur la corde.*

L'élève qui aura fait avec facilité tous les exercices dont j'ai parlé, pourra aussi, sans le moindre danger, essayer de se reposer dans le milieu de sa course, ou quand il est arrivé au haut de la corde. Quand on veut se reposer, n'importe à quelle hauteur, une des mains supporte tout le poids du corps, tandis que l'autre va saisir la corde dans sa partie inférieure auprès des pieds, et la porte vers l'autre main, qui saisit les deux bouts (*V.* tab. 7, fig. 49.) On peut aussi, quand la corde n'est pas trop dure, faire plusieurs tours au-dessus de la main qui soutenait le corps, avec le bout qu'on a pris sous les pieds; alors on s'asseoit, et ce repos, quoique imparfait, est un très-grand soulagement.

VIIIe. EXERCICE. — *Grimper à la corde diagonale.*

Cette action s'exécute en se tenant suspendu à la corde, au moyen des mains et des talons, et en avançant par un changement alternatif des mains et des pieds on peut, de cette position, quand on veut se reposer. soit se placer à califourchon sur la corde, soit se fixer par l'un des jarrets, et le pliant du coude.

EXERCICE DU MAT DE COCAGNE.

QUOIQUE cet exercice soit assez connu pour que je n'aie pas besoin de parler ici de son usage, je ferai cependant observer en passant que c'est sans fondement que l'on prétend que le corps doit être éloigné de l'objet auquel on grimpe. Il en est de cet exercice comme de la corde isolée, de l'échelle à rebours, et de l'échelle de corde; plus on s'éloigne de l'objet, plus on se fatigue. Je parle ici d'après ma propre expérience, et les essais que j'ai tentés, les observations que j'ai faites, et que je fais encore journellement. Par exemple, plusieurs de mes élèves grimpent au mât de cocagne, qu'ils ne sauraient empoigner, et en descendent sans le secours des pieds. Nous ne pourrions jamais faire cet exercice, si nous étions obligés d'éloigner le corps de l'objet après lequel nous grimpons.

ÉCHELLE DE CORDE.

C'est ici que nous avons besoin de toute la force et de toute l'agilité que l'on peut acquérir en répétant souvent tous les exercices que j'ai indiqués. Il est fort difficile de monter à l'échelle de corde flottante, et fixée à une certaine hauteur, si l'on n'a point fait beaucoup d'exercices préliminaires. J'ose même avancer qu'il est très-dangereux de hasarder l'ascension de l'échelle, avant d'être sûr de pouvoir tenir son corps suspendu à une main pendant au moins cinq minutes. Tout le poids du corps, reposant pour ainsi dire sur une seule main, tandis que l'échelle balance continuellement, rend cet exercice si difficile, que la plupart de ceux qui l'essaient, sans développemens préliminaires, sont saisis de vertiges, et perdent courage, avant d'avoir atteint le quart de la hauteur que des élèves exercés parcourent plusieurs fois dans différens sens. C'est pour cette raison que je conseille aux personnes qui veulent s'exercer sans danger, d'essayer premièrement leurs forces à l'échelle ordinaire. Une échelle de vingt-cinq échelons suffit pour cet exercice; mais il faut que les barres parallèles soient bien droites, afin que l'échelle reste immobile quand on s'exerce. Pour appuyer l'échelle, un arbre ou une poutre sont préférables à un mur, par rapport aux mouvemens des jambes. L'échelle doit aussi être fixée par en haut.

Ier. EXERCICE. — *Descendre de l'échelle à l'aide des bras.*

Quoique simple en apparence, cet exercice est très-utile, en ce qu'il accoutume les bras à supporter alternativement tout le poids du corps, au moment où il s'affaisse tout d'un coup; il inspire aussi beaucoup de confiance aux élèves timides, et les prépare à des exercices plus difficiles. L'élève, parvenu au dixième échelon, en montant à la manière ordinaire, se tient de la main gauche, passe la main droite et ensuite le pied en dehors sur les mêmes échelons où se trouvent les parties gauches; dès qu'il est assuré de son point d'appui, il place à côté des parties déjà fixées la main et le pied gauche, et se trouve sur le côté de l'échelle opposé à celui par lequel on monte. Dans cette position, il se fixe fortement à l'échelon où les mains sont placées; lâche les pieds, et commence à descendre d'un échelon à l'autre par le moyen des mains, sans toucher l'échelle avec les pieds, qui doivent être joints, les jambes tendues, on répète cet exercice jusqu'à ce que l'élève descende toute la hauteur de l'échelle avec facilité.

IIe. EXERCICE. — *Monter à rebours un à un.*

L'échelle fixée à quinze degrés de pente, ou même presque perpendiculaire, on se place au bas du côté opposé à celui que l'on monte ordinairement; on saisit, aussi haut qu'on peut atteindre, un échelon avec les deux mains; on s'enlève à force de bras jusqu'au niveau de la poitrine; dans cette position, on s'élance vers l'échelon supérieur en agitant les jambes, on porte une main audit échelon pour s'y fixer, l'autre main vient immédiatement se placer à côté de la première, et ainsi de suite, jusqu'au bout de l'échelle. Pour descendre, on exécute le mouvement contraire. Quand on a fait plusieurs fois le trajet de l'échelle de cette manière, on peut essayer le suivant.

IIIe. Exercice. — *Sauter un.*

La poitrine enlevée au niveau des mains par la force des bras, on fait les mêmes mouvemens que dans le premier exercice de l'échelle; mais, au lieu d'avancer d'échelon en échelon avec les deux mains, il faut toujours sauter celui auquel est fixée la main qui enlève; par exemple, si la main gauche, après le premier élan, se trouve au dixième échelon, la main droite, sans s'arrêter en passant au même échelon que la gauche, saisira le onzième, la gauche le douzième, et ainsi de suite. La descente exige le mouvement contraire. Ayez soin que les deux mains enlèvent tout le poids du corps, et surtout dans le passage, que l'on s'appuie fortement sur la main inférieure qui soutient le corps, tandis que l'autre passe. Dans toutes les ascensions ou descentes à l'aide des mains, il faut toujours avoir les jambes bien jointes, et la pointe des pieds bas.

IVe. Exercice. — *Sauter deux.*

Plusieurs de mes elèves sautent deux, et même jusqu'à trois échelons, y compris celui où sont les mains: c'est-à-dire, pour en sauter deux, les deux mains étant placées sur le premier échelon, la main gauche, à la suite d'un élan, au lieu de saisir le second, se fixe au troisième; la droite saisit ensuite le sixième, et ainsi de suite, jusqu'au bout de l'échelle. Ces mouvemens sont très-violens, et demandent beaucoup de force et d'adresse. Tous ces exercices ayant été bien suivis, on peut hardiment entreprendre le premier passage de l'échelle de corde après l'exercice.

Vᵉ. EXERCICE. — *Aller à rebours à une corde horizontale.*

Il faut déjà avoir beaucoup de force dans les mains pour tenter un trajet de ce genre, quelque court qu'il soit: c'est pourquoi j'emploie cette action, comme épreuve, avant d'admettre mes élèves à la leçon de l'échelle de corde. L'exercice dont il est question consiste à parcourir une corde plus ou moins tendue, et d'une longueur quelconque, en se fixant par les mains et les talons; 2°. à se reposer dans le milieu de sa course, en se mettant à califourchon; 3°. à sauter à terre, d'après les règles prescrites à l'article du saut en profondeur; c'est-à-dire, ne lâcher les mains que lorsque les pieds se trouvent en arrière.

VIᵉ. EXERCICE. — *Ascension ordinaire.*

L'échelle de corde perpendiculaire et flottante doit être fixée à vingt pieds de hauteur pour la première leçon. Je conseille de prendre une échelle de quarante pieds, pour avoir dans la suite vingt pieds d'ascension perpendiculaire, et vingt pieds de descente diagonale. Pour mieux l'assujettir, on met deux œillets de corde à dix-neuf pieds six pouces, ce qui la partage en deux parties égales. Ces œillets doivent pouvoir être changés de place sans beaucoup de peine ; car dans la suite on doit donner à l'échelle trente, et même jusqu'à quarante pieds perpendiculaires ; alors c'est une corde isolée et tendue qui donne la descente diagonale à l'aide des mains et des pieds. Tantôt on commence le trajet par la corde, et on descend par l'échelle ; une autre fois, on monte par l'échelle, et on descend par la corde. Dans cet exercice, quoique l'échelle soit flottante, on y laisse encore les croisières ou échelons de bois qui se trouvent de distance en distance, pour empêcher que l'échelle ne plie ; on les ôte à la deuxième leçon. Les choses ainsi disposées, l'élève se place devant l'échelle, prend un échelon de la main droite, pose le pied gauche sur le premier échelon, ensuite la main gauche et le pied droit, et ainsi de suite. Ce n'est que par ce changement continuel et bien suivi que l'on empêche les pieds d'aller en avant, ce qui fatigue beaucoup les bras, et que l'on force pour ainsi dire le corps à garder une position presque perpendiculaire, la ceinture à l'échelle. Il faut observer la même règle dans la descente. (*V.* tab. 5, fig. 29.)

VIIe. EXERCICE. — *Monter à la partie inférieure diagonale.*

Au lieu de monter comme dans la leçon précédente, l'élève monte cette fois à la partie diagonale de l'échelle, et descend à la partie perpendiculaire, ayant soin surtout de bien changer, c'est-à-dire, de ne jamais avoir les deux mains ni les deux pieds sur le même échelon, mais passer rapidement d'un échelon à l'autre. Quand on a fait plusieurs fois le trajet de l'échelle dans cette direction, on peut essayer de faire monter un élève à la partie diagonale, et l'autre à la partie perpendiculaire. Puisque chacun de mes élèves monte à un côté opposé, mais dans le même sens que l'autre, ils se rencontreront immanquablement; et, pour que chacun d'eux ne soit pas obligé de rétrograder, il faut apprendre à s'éviter, premièrement sans charge, et ensuite avec un poids proportionné aux forces de celui qui s'exerce. Dans la rencontre, il faut toujours que celui qui descend à la partie perpendiculaire prenne le dessous de l'échelle. (*V.* tab. 45, fig. 29 et 30.)

VIIIe. Exercice. — *Aller à quatre pointes.*

Il est beaucoup plus difficile qu'on ne croit de monter à la partie diagonale de l'échelle de corde, comme le représente la fig. 31 de la tab. 5 : le balancement continuel de l'échelle oblige l'élève de garder un parfait équilibre, en serrant fortement les mains aux cordes parallèles, et en posant avec précision la plante des pieds sur le milieu des échelons. Dès qu'on perd l'équilibre, on tourne sous l'échelle. Il est alors fort difficile de se remettre dans la position où l'on était avant de tourner.

IXe. Exercice. — *Passer par le trou du chat.*

La figure 32 de la table 6 représente la descente à la partie diagonale, la tête la première. Ici tout le corps est immédiatement collé sur l'échelle. C'est à l'aide des mains que l'on avance. Pour descendre comme le représente la fig. 33, tab. 6, il faut beaucoup de force et beaucoup d'assurance.

xᵉ. Exercice. — *Descendre, fixé par les coude-pieds.*

L'élève, placé sous le premier échelon de la partie diagonale, fait l'ascension de cette partie sans l'aide des pieds. Arrivé au sommet de l'échelle, il lui tourne le dos de la manière suivante. Les deux mains posées sur le troisième échelon, en comptant par en haut, la droite s'approche de la gauche autant que possible, retient tout le poids du corps, tandis que la gauche, lâchant prise, passe sous la droite, les ongles tournés du côté de la figure : cette main à son tour soutient le poids du corps, tandis que l'autre vient se placer à côté, de façon que l'élève a fait un tour entier. Dans cette position, il plie les reins, lève les pieds en l'air, jusqu'à ce qu'il ait atteint le dernier échelon, où il se fixe avec le coude-pied. (*V.* tab. 6, fig. 34.) Ainsi placé, il essaie de descendre, en exécutant le changement de mains et de pieds comme dans les exercices précédens. S'il est fatigué la première fois dans sa course, il peut, pour se reposer, passer une jambe à travers un échelon, pour s'y fixer par les jarrets; il faut faire la même chose avec les bras.

xiᵉ. Exercice. — *Grimper à la partie inférieure, les pieds les premiers.*

Monter à rebours à la partie diagonale, les pieds les premiers, est une variation de nos exercices précédens. La position est absolument la même qu'au dernier. (*V.* tab. 6, fig. 34.) Mais, au lieu de descendre, on monte avec les pieds.

LE TRAINEAU.

C'est celui de mes instrumens qui contribue le plus à fortifier toutes les parties du corps. Après les chevaux, c'est lui qui procure le plus de plaisir à mes élèves. (*V.* tab. 1, fig. 8.) Le traîneau est fixé sur deux cordes parallèles, au moyen de trois roulettes de chaque côté, deux qui font rouler le traîneau sur la corde, et une troisième qui n'est là que pour empêcher, sans ralentir sa marche, que le traîneau ne sorte de ses points d'appui, et n'occasione des chutes. Ces cordes ont depuis soixante-quinze jusqu'à quatre-vingts pieds de longueur. L'extrémité supérieure est fixée à dix-huit pieds perpendiculaires, l'extrémité inférieure à trois pieds de terre. Un crochet de fer, qui se trouve dans la muraille à l'un des angles du local, reçoit l'anneau d'une poulie qui sert à tendre les cordes du traîneau.

Tous les exercices, avec cet instrument, consistent à se pousser ou à se tirer aussi haut que l'on peut sur la pente que présentent les deux cordes parallèles, à arrêter le traîneau au moyen de la pointe des pieds, ensuite à se laisser glisser jusqu'au bas, où un sac rempli de paille, placé contre un cadre garni de sangles, rend nul le choc que l'on éprouve à la fin de sa course. Il faut bien se garder pendant que l'on descend avec le traîneau, de toucher les cordes avec les mains ni les pieds. La tab. 6, fig. 35, met sous les yeux du lecteur la position que l'on a dans le premier exercice où les mains, les bras, les reins et les jarrets opèrent l'ascension, et mettent en mouvement plusieurs muscles qui étaient, pour ainsi dire, restés neutres dans nos exercices précédens. Quand l'élève est fatigué, ou qu'il veut s'arrêter en montant, il passe la pointe des pieds dessous les deux cordes, contre lesquelles il s'appuie fortement, roidit les jarrets, et penche le corps en arrière. (*V.* tab. 6, fig. 36), ou bien comme à la figure 38 de la même table, qui représente l'élève couché de manière que la nuque et les pieds empêchent le traîneau de bouger. On peut aussi arrêter le traîneau étant assis; mais il faut avoir beaucoup de force dans les jarrets et dans la pointe des pieds, pour le tenir immobile à une certaine hauteur. La figure 37 de la table 6 représente le second exercice. Il est prudent de ne jamais lâcher le traîneau avant d'être assis, et en parfait équilibre. Dans le troisième exercice, il s'agit de monter avec le traîneau dans la position que présente la figure 39 de la table 6; ensuite, de s'asseoir et de se laisser glisser. Cet exercice est plus difficile que les précédens. Je conseille aussi à l'instructeur de ne le permettre qu'aux jeunes gens exercés à sauter en profondeur, car il arrive souvent qu'au moment où l'on veut s'asseoir, le traîneau s'échappe, et l'élève se trouve alors suspendu à douze et quelquefois quinze pieds perpendiculaires. Le jeune homme aguerri saute à terre, ou descend aux cordes parallèles, qui nous servent pour essayer plusieurs exercices simples ou compliqués.

LE DÉVIDOIR.

Les différens exercices sur cet instrument, sans être dangereux, ont pour but d'accoutumer les élèves à un genre d'équilibre extrêmement difficile; c'est ici que l'on peut encore juger de la force, du courage et de l'agilité des jeunes gens. Le moindre exercice sur cet instrument met toutes les parties du corps en activité, et, en leur procurant une grande souplesse, il les force, pour ainsi dire, à s'entr'aider pour obéir exactement à la volonté du sujet qui s'exerce. C'est en outre un instrument de récréation pour les spectateurs et pour les élèves. Le dévidoir, ou triangle tournant (*V.* tab. 1, fig. 10), est élevé à six pieds de terre. Le mât qui le traverse a quinze pieds de longueur; il est d'une grosseur proportionnée. Deux planches triangulaires, une de chaque côté, reçoivent les cordes, fixées à des vis longues d'un pied, qui, au moyen d'une clef, servent à tendre les cordes à volonté. Comme il arrive souvent que plusieurs élèves s'exercent à la fois sur cet instrument, et qu'alors le poids qui se trouve sur ces cordes est considérable, j'ai ajouté à chaque angle de ladite planche une verge de fer, dont l'un des bouts est fixé dans le mât, tandis que l'autre, aplati et percé sur l'extrémité de l'angle, reçoit la vis qui sert à tendre la corde. Les bouts du mât sont garnis d'axes de fer poli; ces axes sont destinés à remplir des boîtes du même métal, pratiquées dans les tréteaux qui soutiennent l'instrument. On peut juger, par cette description, de la facilité avec laquelle tourne la machine. La figure 43 de la table 7 présente la première position sur le dévidoir. Ce n'est qu'après beaucoup d'essais infructueux que l'élève arrive à cette position très-facile en apparence. Il est, en quelque sorte, impossible de donner des règles fixes pour parvenir au premier équilibre; ce succès dépend beaucoup des dispositions de l'élève, de sa construction, et d'un certain tact qu'il n'est donné à personne de lui communiquer. Afin de se fixer à la position représentée dans la figure 43, il faut se placer immédiatement sous le triangle, saisir la corde inférieure des deux mains, à la suite d'un élan, s'asseoir sur ladite corde, placer les deux mains sur le mât, s'enlever à force de bras jusqu'à ce que les pieds puissent prendre sur la corde la place des fesses; ensuite, en appuyant fortement avec les pieds sur leur soutien, on glisse le haut du corps le long du mât. Si c'est à gauche que l'on glisse, on saisit de la main droite une des cordes parallèles; et, en tirant dans la direction de la tension de la corde, on essaie de passer la jambe droite au-dessus du mât. Quand on est parvenu là, on saisit de la main gauche l'autre corde, et l'on essaie de prendre la première position, que je nomme le premier pas. (*V.* tab. 7, fig. 43.) Tous ces mouvemens doivent se faire lentement, et avec beaucoup de précision; car l'instrument se meut avec tant de facilité, que la moindre chose le fait tourner. Dès que l'on est accoutumé à garder l'équilibre immobile, on essaie 1°. d'aller en avant en glissant sur le mât, à l'aide des mains fixées aux cordes; 2°. en arrière; 3°. à faire un demi-tour; 4°. un tour entier; 5°. à marcher, à l'aide des mains fixées aux cordes parallèles, sur celle où les pieds reposent, sans toucher le mât avec les fesses; 6°. à monter deux à la fois pour prendre l'équilibre, et essayer qui des deux sera le premier à la position (fig. 43); 7°. à faire le tour en fronde, c'est-à-dire, depuis la première position, à la suite d'une forte impulsion, tourner avec le dévidoir plusieurs fois sans s'arrêter, et saisir le moment propice pour reprendre, en arrêtant le triangle, la position d'où l'on est parti. Les figures 44 et 45 de la table 7 présentent deux équilibres, que l'on fait premièrement en restant immobile; ensuite il s'agit d'avancer et de reculer dans la même position, ce qui est fort difficile.

LA NATATION.

De tous les exercices qui font partie de l'éducation physique, la natation est sans contredit l'un des plus utiles. Il contribue le plus puissamment au développement du corps, à l'entretien, à l'accroissement des forces, et à la conservation de la santé. Si l'on considère cet exercice sous le rapport de la propreté, il réunit tous les avantages des bains froids, si souvent recommandés comme le remède le plus efficace pour fortifier et endurcir le corps; si on l'envisage comme moyen conservateur, il faut avouer que de tous nos exercices, il n'y en a aucun qui donne à l'homme plus de confiance, plus de courage dans des circonstances périlleuses. Ajoutez à tous ces avantages la douce satisfaction qu'éprouve un bon nageur en arrachant à une mort certaine un de ses semblables, et même quelquefois une personne chérie. Les différentes situations dans lesquelles se trouve le corps en nageant, mettent en jeu tous les muscles des extrémités supérieures et inférieures à la fois, particulièrement ceux des bras et de la poitrine. Quoique souvent violente, quand on nage, l'action des poumons est très-salutaire à l'accroissement de la poitrine. Je doute même qu'il existe un plus sûr moyen de faire prendre à cette partie du corps cette forme bombée que nous admirons dans les statues des anciens.

Tous les nageurs étant convaincus que ce n'est que la position du corps et la justesse de ses mouvemens qui leur donne la facilité de nager long-temps, et sans beaucoup se fatiguer; il est évident que l'on peut enseigner aux enfans les principes élémentaires de la natation, sans avoir recours à l'eau, ni à une quantité d'instrumens qui en augmentent la difficulté. Pour bien enseigner les mouvemens et la position du corps, il faut soi-même être bon nageur, et avoir été dans le cas d'observer l'influence des différentes eaux sur le corps humain.

L'été étant très-court, et souvent froid dans le pays que j'habite, les jeunes gens n'ont pas, comme dans les climats tempérés, la facilité de se baigner tous les jours et à toute heure. Ajoutez à cela que, malgré leur limpidité, nos rivières sont très-froides, dès qu'il pleut dans nos montagnes, ce qui empêche les jeunes gens de rester dans l'eau aussi long-temps qu'ils le désirent. Cette circonstance met encore un grand obstacle aux progrès qu'ils pourraient faire dans la natation, et les dégoûte, pour ainsi dire, de cet exercice.

Pour apprendre à nager aux jeunes gens, malgré toutes ces difficultés, il a donc fallu, autant que possible, hâter, par tous les moyens qui sont à notre portée, les développemens élémentaires. Voici en partie les raisons qui m'ont engagé à adopter un système nouveau pour enseigner la natation. L'expérience que j'ai faite sur plusieurs sujets m'a prouvé que cette manière était bonne, et présentait de très-grands avantages aux habitans des pays froids.

Pour accoutumer mes élèves aux mouvemens coïncidens des pieds et des mains, je me sers d'un corset de sangle, dans lequel je les fais coucher sur le ventre, les reins un peu repliés en arrière, les bras et les jambes tendues. Alors, par le moyen d'une poulie fixée au plafond ou à une poutre transversale, je les hisse à trois ou quatre pieds de terre, et je leur fais alors exécuter tous les mouvemens que l'on fait en nageant. Dès qu'ils sont fatigués sur le ventre, je les exerce à nager sur le dos, et ainsi de suite pour toutes les autres positions.

Nonobstant les avantages que nous procure cet exercice, par le développement de toutes les parties du corps; la position et les mouvemens que font nos jeunes amis, suspendus en l'air, nous procurent un spectacle amusant dont chacun est obligé de faire les frais de bonne grâce.

Je n'indique ici que les exercices préliminaires; pour ce qui a rapport à un cours complet de natation, je renvoie à l'excellent ouvrage de M. Poissonnier (*Art de Nager*), ceux qui désirent faire une étude particulière de cet art (1).

Aussitôt que la saison des bains arrive, je conduis au lac ou à la rivière ceux de mes élèves qui ont exécuté les mouvemens avec le plus de précision, munis du corset. Dès que le plus habile s'est préparé pour la nage, c'est-à-dire, s'est frotté avec force toutes les parties du corps, en les mouillant abondamment, je l'attache sur le scaphandre (2), je le conduis dans l'eau jusqu'à ce qu'il commence à se sentir soulevé par la force du fluide et la légèreté du liége; je l'engage alors à se coucher doucement sur le ventre, en étendant les bras en avant, et lui faisant observer qu'il doit avoir la même position, et exécuter les mêmes mouvemens que lorsqu'il était suspendu en l'air. Pour peu que mon élève ait de courage, à la huitième leçon, je peux lui ôter le scaphan-

(1) Se procurer le *Manuel du nageur*; un vol. in-12, avec fig. Paris, Locard, quai des Augustins, n°. 3.

(2) Planche de liége formant un carré long, recouverte en drap, et assujettie par des lisières de drap aux deux cuisses, au milieu des reins et au cou. Le poids spécifique du scaphandre doit être de cinq livres; si une planche ne suffit pas pour faire le poids, on en prend deux, que l'on fixe l'une sur l'autre, par le moyen de chevilles de bois.

dre, et le faire nager où il n'a plus pied. Je dois néanmoins rester encore plusieurs leçons près de lui, pour l'encourager, et veiller à ce qu'il ne lui arrive point d'accident. Aussitôt que je commence à m'apercevoir qu'il nage avec assurance, je lui enseigne à nager sur le dos, et ainsi de suite, pour les autres positions.

Quant aux précautions, j'engage les instructeurs à ne pas brusquer leurs élèves pour ces sortes d'exercices, et surtout à ne jamais les forcer d'entrer bien avant dans l'eau. Ne vous baignez jamais immédiatement après les repas. Évitez aussi soigneusement de vous déshabiller et de vous baigner avant d'être entièrement rafraîchi. On devrait même, à la suite d'exercices violens, ne point se baigner, mais seulement se laver en se frottant les jointures avec beaucoup de force. Je recommande cette friction avant de nager, comme le moyen le plus sûr de se préserver de la crampe et des étourdissemens, auxquels le meilleur nageur ne résiste pas, pour peu qu'il soit éloigné du rivage. La friction après le bain, en faisant circuler le sang, le distribue dans toutes les parties du corps qui s'engourdissent facilement dans l'eau froide. Pour peu qu'on se frotte avec force, elle a encore l'avantage de répandre en nous une chaleur agréable qui met tout l'individu dans un état de bien-être indicible. Outre tous ces avantages, en frottant souvent les jointures, les muscles et les articulations acquièrent beaucoup de force et d'élasticité.

Pour les personnes qui n'ont point l'avantage d'avoir un bon maître, et qui désirent apprendre à nager, voici les règles les plus simples, mais que l'on doit suivre strictement. On doit avant toutes choses s'accoutumer insensiblement à la fraîcheur de l'eau; et, si l'on s'est bien frotté, à la troisième ou quatrième fois, on n'éprouvera plus cette anxiété inséparable du premier saisissement que fait éprouver l'eau froide. Aussitôt que vous êtes aguerri, reconnaissez bien l'endroit où vous voulez vous baigner; et, si vous croyez vos observations insuffisantes, priez un nageur de vous conduire en tous sens dans l'endroit que vous avez choisi; mais évitez un fond inégal et le courant.

Une fois toutes ces précautions prises, après vous être bien frotté, et avoir assujetti le scaphandre, entrez doucement dans l'eau, la tête et le cou droit, la poitrine en avant, les reins repliés en arrière, depuis la nuque jusqu'à l'extrémité. Aussitôt que vous êtes dans l'eau jusqu'à la ceinture, couchez-vous sur le ventre, étendez les jambes sur la surface de l'eau, avancez les bras, les doigts collés ensemble, étendez-les, et les approchez successivement vers la poitrine, sans trop de précipitation. Ne passez pas vos limites avant de savoir nager; c'est ce que l'on ne peut trop vous recommander. Quoique vous n'ayez pas la moindre chose à craindre dès que le scaphandre est bien assujetti, il est toujours fort imprudent de se hasarder sans nécessité.

LA LUTTE.

Mes élèves suffisamment préparés par tout ce que nous avons fait jusqu'à présent, je peux, sans craindre aucun accident, les familiariser avec un des exercices les plus compliqués par la diversité des mouvemens et les diverses situations dans lesquelles se trouvent les lutteurs. Les effets salutaires qui résultent des différentes manières de lutter, s'étendent sur tout le corps. Les membres se développent, les muscles se fortifient, les esprits vitaux circulent plus librement, et s'augmentent d'une manière très-visible. Cet exercice offre aussi l'avantage d'armer les jeunes gens de patience, de courage et de constance. Une longue expérience, et la pratique journalière, m'ont prouvé que, de tous les exercices du corps, la lutte bien dirigée est celui qui augmente le plus le courage, endurcit à la douleur, et accoutume les jeunes gens à la persévérance. Je ne prétends parler ici ni de la lutte barbare des esclaves, ni du pugilat des anciens. Il n'est question que des exercices que mes élèves font en ma présence, afin d'augmenter leur adresse et leur présence d'esprit.

Les différens cas où ils se trouvent, soit pour plaisanter ou agir sérieusement, les mettent à même de juger des avantages qu'ils pourraient obtenir d'un mouvement ou d'une position quelconque, et leur procurent, avec moins de force, une supériorité réelle sur des sujets non exercés. Les différentes manières de lutter, considérées sous ce point de vue; après les premiers élémens, je prescris à mes élèves très-peu de règles pour la lutte. Chacun emploie les moyens qui lui paraissent les plus propres à obtenir la victoire, soit par la force, l'adresse ou la ruse, sans cependant se blesser, ni avoir recours (en plaisantant) aux ongles ou aux dents.

EXERCICES PRÉPARATOIRES POUR LA LUTTE.

1er. Exercice. — *Carré des mains.*

Dans la position que représente la fig. 73, pl. 10, deux jeunes gens essaient à s'entraîner mutuellement. Il faut observer que, lorsque la main gauche tient la droite, c'est le pied gauche qui se trouve en avant. Il en est de même pour la partie droite : quand la droite tient la gauche, le pied droit se trouve en avant.

IIe. Exercice. — *Epreuves à terre à l'aide des bâtons.*

La fig. 76, pl. 11, représente la position des deux lutteurs. Il s'agit ici d'enlever son adversaire ; plus l'on est ramassé, plus l'on a de force, surtout quand on a soin de ne jamais écarter les jambes, en tirant par secousse.

IIIe. Exercice. — *Epreuve à l'aide du dynamomètre.*

La fig. 74, pl. 10, présente la manière la plus sûre de connaître la force totale d'un individu quelconque. On peut aussi de la même manière essayer la force des extrémités inferieures, sans l'aide des mains ; pour cette opération, on emploie une ceinture qui entoure les reins, et se fixe par un crochet au dynanomètre. (*V.* tab. 11, fig. 75.) La figure 72 de la planche 10 offre le moyen de mesurer la force de pression des mains.

IVe. Exercice. — *Baiser là terre en équilibre, sur les bras et la pointe des pieds.*

Tous mes élèves sont placés sur une même ligne. Au commandement *à terre! en avant!* chacun, en étendant les bras, droit devant lui, tombe sur les mains, en pliant un peu les articulations inférieures, et s'étend comme le représente la fig. 77, pl. 11. Au commandement *un*, il se baisse, pour ainsi dire, jusqu'à terre, en poussant le corps en avant, sans plier les reins ni les genoux, et reste là un instant. Au commandement *deux*, il reprend la première position, et ainsi de suite, jusqu'au commandement *debout*. Plusieurs de mes élèves font cet exercice jusqu'à quarante reprises, sur les bras et la pointe des pieds, sans s'affaisser; c'est-à-dire, qu'ils baissent et relèvent le corps, à l'aide des bras et des pieds, le nombre de fois indiqué, sans se reposer, ni plier les reins ou les genoux. Pour varier l'exercice, on peut, dans cette position, décrire un cercle avec les pieds; les mains sont au centre et servent de pivot. On peut aussi faire l'inverse en marchant sur les mains; alors les pieds sont au centre : de l'une ou de l'autre manière, on décrit toujours une *périphérie*.

V^e^. Exercice. — *Le saut du bouc*.

Placé à la même position, il faut tâcher d'avancer, en sautant, sans plier aucune articulation. Ce sont les reins et les bras qui donnent l'élan, les pieds doivent suivre, sans traîner à terre.

VIe. Exercice. — *A terre en arrière*.

Ici l'on est en équilibre sur les mains et les talons; les autres parties du corps aussi éloignées de terre que possible. (*V*. tab. 11, fig. 78.) Au commandement *un*, tous mes élèves, en appuyant fortement sur les mains et les talons, portent en avant les genoux, qui doivent être bien joints, et gardent cette position jusqu'au commandement *deux*, qu'ils reviennent à la première position, et ainsi de suite, jusqu'au commandement *debout*. Dans ces exercices, on a pour but de fortifier plusieurs muscles, sur lesquels nos leçons précédentes n'avaient eu que très-peu d'influence.

L'instructeur doit veiller avec soin à ce que ses élèves portent également sur les deux bras et les pieds.

VIIᵉ. EXERCICE. — *Marcher sur les mains étant fixé par la pointe des pieds au câble ou à la corde isolée, les reins tendus.*

La fig. 79, pl. 11, représente le moment où l'élève va saisir l'objet. Dans cette position, on doit tâcher de saisir avec la bouche, en allant à reculons, un objet quelconque, que l'on place à deux pas de l'endroit où pend le bout de la corde. Aussitôt que l'un des élèves est parvenu à saisir l'objet indiqué, sans perdre l'équilibre, on éloigne ledit objet de quelques pouces de plus, et on exige que l'élève, après l'avoir saisi, revienne sans tomber à l'endroit d'où il était parti. Cet exercice ayant beaucoup d'attraits pour les jeunes gens, l'instructeur doit veiller avec soin à ce que la distance de l'objet, relativement au bout de la corde, n'outre-passe jamais la longueur spécifique de celui qui s'exerce; car si la distance de l'objet à saisir surpassait la longueur du sujet, la ligne que son corps décrirait présentant une pente trop forcée, il pourrait, en se renversant, se blesser grièvement.

VIIIᵉ. EXERCICE. — *Faire le sept*, ou *l'équerre.*

Assis à terre, on pose les mains tout près du corps, la paume de la main dans la direction des hanches, les doigts en dehors et bien joints. Dans cette position, on appuie fortement sur le sol, on s'enlève de terre en tendant les jambes, on soutient le corps en équilibre; et, sans toucher la terre avec le haut des cuisses, on porte les jambes tantôt à droite, tantôt à gauche.

IXe. EXERCICE. — *Le tête à tête.*

Ce genre de lutte est représentée dans la pl. 7, fig. 50, où l'on indique la position des lutteurs. Il s'agit de forcer son adversaire à céder du terrain, en le poussant fortement avec la tête et les bras, un dessus et l'autre dessous. Si le terrain est uni, les jeunes athlètes ont un avantage égal, qu'ils ne conserveront pas toujours, car l'un des deux parviendra, soit par force, soit par adresse, à faire reculer son adversaire, auquel il ne donnera pas le temps de prendre pied, dès qu'il aura pu le mettre en mouvement.

Xe. EXERCICE. — *Plier en dessus.* (fig. 51.)

Les deux champions, après avoir entrelacé leurs mains, joignent les deux genoux droits, et portent le haut du corps en arrière. Chacun s'efforce de renverser le bras gauche de son adversaire au-dessus du droit. Le genou agit de concert avec les bras. Ces mouvemens se font lentement, sans secousse ni roideur. Il faut avoir soin surtout d'être bien assis sur les hanches, et de tenir les coudes et les mains aussi près du corps que possible. Cette position, en contribuant à maintenir l'équilibre, augmente beaucoup la force. On peut varier l'exercice, en changeant de genou, c'est-à-dire, qu'au lieu des genoux droits, on peut employer les genoux gauches ; alors c'est la main droite que l'on force à passer au-dessus de la gauche.

XIe. EXERCICE. — *L'étreinte.* (fig. 52.)

Il s'agit de se dégager des bras de son antagoniste, qui tient à brasse-corps ; soit en introduisant ses mains, les poings fermés, entre son corps et la poitrine du lutteur opposé, soit en se glissant à force de reins jusqu'aux épaules, et ensuite, par une secousse violente, parvenant à s'arracher des bras de son adversaire. Dans la fig. 52, la position de celui qui tient est fausse; il devait avoir la poitrine collée contre celle de son adversaire, et la tête placée de façon que le menton pût s'appuyer fortement sur l'une des épaules ou la poitrine.

XIIe. Exercice. — *La lutte compliquée.*

La pl. 8 réunit les différentes positions dans lesquelles mes élèves se trouveront quelquefois (1). Je ne les ai placées ici que pour exercer le jugement des jeunes gens et des instructeurs qui ont peu de pratique. Chacun d'eux peut se représenter dans la position la plus critique, et se demander ce qu'il ferait dans un tel cas, pour se retirer de cette position, et même obtenir un avantage réel sur son adversaire.

EXERCICE DE LA MASSUE.

Cet exercice, que l'on ne doit permettre qu'aux adultes, peut être considéré comme l'introduction au jet des pierres, parce qu'il sert à donner de l'aplomb au corps, tandis que les bras, chargés d'un poids quelconque, font des mouvemens rapides et violens dans

---

(1) J'entends par mes élèves, des jeunes gens de vingt, vingt-quatre, et même vingt-huit ans, qui se trouvent à la leçon des étudians.

différentes directions, ce qui contribue beaucoup à augmenter la force des bras, des épaules et des poignets, et exerce en même temps l'œil à mesurer les distances que l'on se propose d'atteindre. La massue dont on se sert est un morceau de bois dur taillé en forme de battoir. (*V.* tab. 1, fig. 9.) Celles que j'emploie pèsent depuis sept jusqu'à quinze livres (1).

Ier. Exercice. — *Mouvement de balancier.*

Ayant la massue dans la main droite, l'élève place le pied gauche un pas en avant du droit; dans cette position, il met la massue en mouvement, en la portant d'arrière en avant. Pendant cet exercice, il élève, autant que possible, les deux extrémités du demi-cercle qu'il décrit, sans néanmoins trop étendre les articulations du bras et de l'épaule. Quand on fait le même exercice de la main gauche, on porte le pied droit en avant. Pour bien exécuter ce mouvement, il faut que le buste soit d'aplomb sur les hanches; il est surtout indispensable de porter également tout le poids du corps sur les deux pieds. Il faut aussi être ferme sur les jarrets, sans cependant trop les roidir.

IIe. Exercice. — *Mouvement en fronde.*

Votre élève une fois bien assuré dans l'exercice précédent, faites lui exécuter, dans la position indiquée plus haut, le mouvement en fronde, et éloignant

---

(1) Pour faire le même exercice dans une chambre ou dans un lieu couvert et pavé, sans être incommodé du bruit que fait la massue en tombant, on peut se servir avec avantage de sachets de fort linge, remplis de sable, équivalens au poids indiqué plus haut.

la massue du corps, faites-lui décrire un cercle dont le centre se trouve à l'articulation de l'épaule. Pendant ce mouvement, l'épaule doit être un peu retenue, et le corps doit porter davantage sur la jambe droite que sur la gauche.

IIIe. Exercice. — *Lancer droit devant soi, de la droite.*

Dès que l'on s'aperçoit que les élèves font bien les exercices précédens, on peut leur permettre de lancer la massue, sans craindre qu'ils la jettent de travers, ou la lâchent derrière eux en voulant la lancer. Il est néanmoins fort prudent de s'éloigner du jeteur. On lance 1°. à toute volée; c'est-à-dire, sans but, et aussi loin que l'on peut; 2°. vers un but, à une distance déterminée; 3°. en hauteur, au-dessus d'un objet quelconque; 4°. à toute volée, *un contre un*. Pour lancer à toute volée avec justesse et avantage, il faut communiquer à la massue le mouvement de balancier, et saisir le moment d'impulsion favorable pour la lâcher en avant, en portant le pied droit un grand pas devant le gauche. On appelle *jet* l'espace que franchit la massue depuis le moment de la projection jusqu'à la première foulée, c'est-à-dire, la première fois qu'elle touche la terre (1). Dans le jet à toute volée, *un contre un* (que l'on peut considérer comme une lutte), on prend deux élèves ou deux partis d'élèves à peu près de même force : on fixe une distance; soit cent pas. On

---

(1) Il est bon d'observer qu'en lançant la massue, il faut faire en sorte qu'elle soit toujours à son plus haut point d'élévation dans la moitié de la distance qu'elle doit parcourir. Ce n'est qu'en observant cette règle que l'on peut obtenir une bonne jetée.

tire au sort à qui commencera, et celui des deux partis qui emploie le moins de jets pour porter la massue au but est celui qui gagne. Il est entendu que tous ceux qui composent un parti, jettent chacun à leur tour.

IVe. EXERCICE. — *La lutte à la première foulée.*

Quand on lance à la première foulée, c'est aussi le sort qui décide à qui commencera le premier. Celui des deux partis qui est favorisé choisit le plus adroit pour le premier jet; l'autre parti va se placer à l'endroit où la massue a fait la première foulée. Le plus adroit de ce parti la relève, place le pied gauche où elle a posé la première fois à terre, et la renvoie au parti opposé. Si la massue fait la première foulée au-delà du but, le premier parti recule jusque-là; ensuite, le second combattant du premier parti renvoie la massue, en observant les règles prescrites plus haut. Le contraire a lieu quand la massue, à la suite d'une faible impulsion, n'arrive qu'à moitié de l'espace qui sépare les deux partis. Celui qui doit commencer (le troisième combattant), s'avance sur la première foulée, et renvoie la massue au parti opposé, qui se trouve dans le cas de reculer de plusieurs pieds si la jetée est bonne.

V[e]. EXERCICE. — *La lutte à toute volée.*

Quand on lutte à qui fera le moins de levées, tous les bonds comptent, et on pose le pied gauche à l'endroit où la massue s'est arrêtée après avoir bondi; ainsi, ceux qui lancent la massue le plus loin, en comptant les ricochets, ont l'avantage sur les autres.

LE JET DES PIERRES.

De tous nos exercices en général, c'est dans celui-ci que l'instructeur doit agir avec le plus de précaution. Les observations qu'il a faites pendant les autres leçons lui donnent les moyens de prévenir les accidens qui arrivent souvent, même aux hommes les plus forts, lorsqu'ils se livrent à cet exercice sans aucun principe. Je parle ici d'après ma propre expérience, et les remarques que j'ai faites dans les jeux publics, auxquels j'ai assisté en différens pays, et particulièrement aux exercices préparatoires des *discoboles*, ou lanceurs de pierres de plusieurs cantons de la Suisse. L'instrument dont on se sert pour faire cet exercice, est fait de bois dur, de fonte ou de pierre. Il doit être rond, et aplati des deux côtés.

La proximité d'une rivière qui charrie beaucoup de cailloux propres à cet exercice, me procure la facilité de faire, à peu de frais, une collection de disques de différentes grandeurs. Tous ceux dont je me sers sont pesés et numérotés; leurs poids vont en augmentant, depuis cinq livres jusqu'à cinquante. Ayant mesuré la force totale de chaque élève, au moyen du dynamomètre, je distribue mes pierres d'après les résultats que j'ai obtenus, et nous commençons.

1er. Exercice. — *Enlever au niveau des hanches.*

L'élève (1), revêtu de son armure gymnastique, qui consiste en une ceinture de cuir, large de cinq doigts,

(1) Je n'admets à cet exercice aucun élève au-dessous de l'âge de quinze ans, encore faut-il qu'il soit d'une constitution robuste.

fixée sur les hanches, se place d'aplomb sur les deux jambes, la gauche un peu en avant, pour faciliter la flexion des extrémités inférieures. (*V*. pl. 11, fig. 80), qui représente la position que l'on doit observer pour enlever le disque d'une main, et le porter premièrement au niveau des hanches, en se relevant doucement sans écarter les jambes.

IIe. EXERCICE. — *Mouvement de balancier inférieur.*

Dès que l'on est assuré de son équilibre, on essaie, sans déranger le corps ni bouger les pieds de la même place, de communiquer à la pierre un mouvement de balancier, droit devant soi et derrière, ayant soin de hausser, autant que possible, les deux extrémités de la ligne qu'on décrit; la main gauche est appuyée sur la hanche.

IIIe. EXERCICE. — *Poser à terre.*

Pour poser à terre, on plie premièrement les extrémités inférieures sans déranger le bras qui soutient la pierre; ensuite, ayant penché le haut du corps en avant sur les cuisses, on pose la pierre avec précaution, en se baissant autant que possible. Pendant l'action d'enlever ou de poser la pierre d'une main, la main inactive, placée sur la cuisse du même côté, doit servir au support; c'est-à-dire, pousser le tronc quand on enlève, et le soutenir quand on pose. Le disque une fois par terre, on se relève sans trop se presser.

IVe. EXERCICE. — *Mouvement en fronde.*

Aussitôt que l'on a fait plusieurs fois des deux mains les mouvemens que je viens d'indiquer, on peut essayer de faire le mouvement en fronde avec une pierre moins pesante que la première ; ceci contribue beaucoup à assurer les jeunes gens sur les hanches, et les prépare à résister à des secousses fort violentes.

Ve. Exercice. — *Enlever au niveau de l'oreille.*

Au lieu de s'arrêter à la hauteur des hanches, l'élève continue à pousser la pierre jusqu'au niveau de l'oreille, en observant les règles prescrites plus haut. (*V*. tab. 11, fig. 81.)

Remarque. Pour parvenir à cette position, sans courir le risque de se renverser ou de lâcher la pierre, dès que l'on a le disque en équilibre sur la main, et appuyé le long du bras, il faut élargir graduellement les angles que le corps formait, se relever doucement, et prendre la position représentée pl. 11, fig. 82.

VIe. Exercice. — *Mouvement de balancier en l'air. Premier mouvement supérieur.*

Après avoir répété plusieurs fois les exercices précédens, l'élève peut essayer, dans la position représentée pl. 11, fig. 81, de communiquer au disque le mouvement de balancier dont j'ai parlé plus haut ; en portant le bras tantôt en avant, tantôt en arrière, la paume de la main tournée en avant. Je baisse autant que possible les extrémités de la ligne qu'il décrit, et, ce corps étant obligé de suivre plus ou moins le mouvement qu'il communique à la pierre, il doit s'efforcer de mettre dans cette action beaucoup d'élasticité.

VIIe. EXERCICE. — *Mouvement horizontal.*

Le balancement de la pierre dans une direction horizontale se fait de droite à gauche ; c'est-à-dire, que le tronc en mouvement sur les hanches fait décrire à la main chargée du disque un demi-cercle, et quelquefois davantage dans la direction indiquée, et cela sans déranger aucunement l'équilibre des extrémités inférieures.

VIIIe. EXERCICE. — *Lancer de la droite.*

Pour lancer de la droite avec facilité, on doit porter le pied gauche en avant, être bien assis sur les hanches, la main gauche posé sur la cuisse du même côté ; ensuite, en communiquant à la pierre le mouvement de balancier dont j'ai parlé plus haut, on saisit le moment favorable pour la lancer vers le but.

IXe. EXERCICE. — *Lancer sans but.*

Lancer sans but s'exécute de deux manières, 1°. avec la boule ou la pierre dont on se sert pour lancer au but, en tenant le disque à la hauteur des hanches ; 2°. en prenant une pierre d'un poids plus considérable, et la lançant au niveau de l'oreille, après lui avoir communiqué le mouvement de balancier en avant et en arriere, ou bien le mouvement horizontal de droite à gauche. Dans ces deux cas, il s'agit de pousser la pierre aussi loin que possible, sans déranger le pied gauche. Dans le jet à hauteur des hanches, le pied droit ne quitte point sa place, parce que la pierre dont on se sert n'est pas assez pesante pour entraîner le corps hors de son aplomb ; mais, dans le jet à la hauteur de l'oreille, il faut absolument que le pied droit se porte en avant, pour prévenir la chute du corps, qui est poussé avec beaucoup de violence dans la direction où l'on lance la pierre.

Remarque. Pour porter la pierre à une grande distance, il faut viser haut, et faire décrire au disque un arc aussi étendu que possible. A la suite du balancier, il faut que, depuis la pointe du pied jusqu'aux hanches, les extrémités inférieures communiquent au tronc, ensuite à l'épaule, au bras, et pour ainsi dire, à tout le corps, le mouvement que produit le jet.

Remarques pour l'instructeur. 1°. Il ne faut jamais faice l'exercice dont il est question sur un terrain glissant, ou dans un sable profond, encore moins sur un plancher ; 2°. l'instructeur doit veiller avec soin à ce que les élèves ne fassent jamais cet exercice sans être revêtus de leur ceinture préservatrice, des bracelets et des jarretières (1).

LA CIBE MOUVANTE POUR LE JET DES BOULES.

BUT DE CET EXERCICE.

Puisque dans cet exercice nous devons avoir pour but d'accoutumer les jeunes gens à la justesse du coup d'œil, après leur avoir indiqué la position et les mou-

(1) Courroies que l'on met aux poignets et au-dessous des genoux, pour les fortifier.

vemens préparatoires, il faut absolument leur laisser le soin d'atteindre le but, en tâchant de leur persuader qu'il est pour ainsi dire impossible de donner des règles sûres pour parvenir, dans cet exercice, à un certain degré de perfection. Ce témoignage les force de faire beaucoup d'observations, qui leur seront très-utiles dans la suite pour le tir de l'arbalète et des armes à feu.

DESCRIPTION DE L'INSTRUMENT.

La cibe dont je me sers pour cet exercice est de fer battu; elle a six pouces de diamètre sur cinq lignes d'épaisseur; elle est composée de trois pièces principales, 1°. de la cibe munie de ses axes; 2°. du montant dans lequel la cibe est fixée; 3°. du canon qui forme la base, et dans lequel se meut le montant : la cibe est fixée par les axes. Au moyen de cette construction, elle peut être mise en mouvement dans quatre directions différentes. Si la bande touche en haut, la cibe suit l'impulsion qu'elle reçoit, en tournant sur les axes fixés au montant. Si on la touche à sa partie inférieure, elle fait un mouvement contraire au premier. Quand on la touche à droite ou à gauche, elle va dans cette direction, parce que la tige du montant, qui se trouve dans le canon sert de pivot à la cibe, et lui facilite le moyen de tourner dans la direction où elle reçoit le coup. (*V.* tab. 1, fig. 8.)

La cibe indiquant toujours le côté frappé d'une manière positive, l'élève peut redresser les fautes qu'il commet, par les observations qu'il fait après coup. Quand on touche dans le centre, la cibe ne bouge pas.

Pour lancer vers ce but, je me sers de boules de bois, dont la plus légère pèse un quart, et la plus pesante une demi-livre.

Dans la première leçon, l'élève se place à quinze pas du but; il s'en éloigne dans la suite, à mesure qu'il fait des progrès

EXERCICE. — *Lancer vers un but circonscrit, que l'on doit toucher.*

Pour lancer (soit de la droite) avec facilité, on doit porter le pied gauche en avant, étant bien assis sur les hanches, la main gauche posée sur la cuisse du même côté; ensuite, en communiquant à la boule le mouvement de balancier, on saisit le moment favorable pour la porter au but.

Cet exercice peut aussi être considéré comme jeu. Par exemple, les élèves formant deux partis, tirent au sort à qui jettera le premier la boule; l'exercice commence, et celui des deux partis qui a le plus tôt frappé au point indiqué un nombre de coups fixés, par exemple de toucher quatre fois le centre en six ou huit coups, est celui qui gagne.

Dans la partie suivante, il a le droit de commencer le premier. Il est entendu que les deux partis jettent chacun à leur tour, et éloignés à égale distance de la cibe.

DE LA VOLTIGE EN GÉNÉRAL.

BUT DE CET EXERCICE.

Sous la dénomination de voltige, on comprend tous les sauts que l'on fait en posant les mains sur les objets mobiles ou immobiles que l'on veut franchir, ou desquels on veut s'éloigner. La position des mains sert en partie à rendre le saut plus facile à diriger le corps, et à amortir la chute en cas de besoin. Sous tous les rapports, on peut considérer la voltige comme une des parties les plus essentielles de la gymnastique; car, nonobstant les moyens incalculables qu'elle présente aux cavaliers pour éviter des chutes dangereuses, elle offre encore la facilité, dans les occasions périlleuses, de franchir beaucoup d'obstacles avec aisance et sûreté. De tous les exercices compliqués, après la lutte et la natation, la voltige contribue le plus puissamment à fortifier toutes les parties du corps. Les secousses vives et réitérées que l'on éprouve dans les différentes évolutions, le jeu alternatif, tantôt des unes tantôt des autres parties du corps, augmentent, d'une manière très-visible, la force et l'agilité. En un mot, c'est le *passe-partout* des hommes agiles, forts et courageux.

EXERCICES ÉLÉMENTAIRES POUR LA VOLTIGE.

Ier. Exercice. — *Toucher double.*

Le mât horizontal placé à la hauteur du milieu de la cuisse de celui qui s'exerce, l'élève pose ses deux mains sur le mât, s'enlève sur les poignets, et, en retroussant les genoux vers le menton, essaie de placer ses deux pieds entre ses mains, sans déranger ces dernières. Dès qu'il fait cet exercice avec facilité, il essaie de faire la même chose, le mât placé à la hauteur des hanches, et ensuite à sauter à travers des mains, sans lâcher.

IIe. Exercice. — *Glisser à l'aide des mains.* —.

Pour procurer à mes élèves la facilité de porter pendant plusieurs minutes tout le poids du corps sur les poignets, j'en fais placer plusieurs à cheval sur le mât, et je les fais aller en avant et en arrière, en glissant à l'aide des mains.

IIIe. Exercice. — *Le coup de reins.*

Dès qu'ils sont en état de répéter l'exercice précédent en avant et en arrière sans s'arrêter; le mât posé à la hauteur du creux de l'estomac, je leur fais placer les mains dessus, et je les oblige à s'enlever sur les poignets, et à s'élancer en arrière, en joignant bien les jambes; puis, en pliant les reins un peu en arrière, à tomber sur la pointe des pieds, les genoux et les hanches pliés, le haut du corps penché vers les genoux, et les mains prêtes à parer la chute. C'est une règle invariable.

IVe. Exercice. — *La parallèle.*

L'élève, placé près du mât horizontal (qui doit être pour la première fois à la hauteur des hanches de celui qui s'exerce), pose ses mains sur le mât, et s'enlève sur les poignets, jusqu'à ce que le milieu de la cuisse se trouve à la hauteur des poignets, le haut du corps aussi droit que possible; il tend la jambe au-dessus du mât. (*V.* tab. 6, fig. 41.) Il reste dans cette position un instant; ensuite, il passe la jambe droite tendue au-dessus du mât, en portant tout le poids du corps sur la main droite, afin de prévenir la chute sur les parties, puis se redresse, lâche les mains qui doivent pendre le long des cuisses, et reste là. Pour descendre, il s'enlève sur les deux mains, penche le corps un peu en avant, tend la jambe droite au-dessus du mât, et tombe à terre sur la pointe des pieds. En descendant, c'est encore la main droite qui tient, pour ainsi dire, tout le poids du corps en équilibre.

v^e. Exercice. — *Équilibre sur les poignets.*

Aussitôt que mes élèves font avec facilité l'exercice précédent, j'en fais placer plusieurs à cheval sur le mât. Au commandement *enlevez*, tout le monde s'enlève sur les poignets, ayant soin de retrousser les genoux vers le menton, et l'on reste en équilibre jusqu'au commandement *repos*. Alors, tous les élèves tombent doucement à cheval sur le mât. Au commandement *enlevez, et en avant*, chacun, de la position que je viens de décrire, fait son possible pour avancer à l'aide des mains. Ce mouvement s'exécute de la manière suivante : Placé en équilibre sur les deux mains (*V.* tab. 6, fig. 42), les deux pouces parallèles, on glisse une des mains sur le mât, soit la main droite, jusqu'à ce que l'extrémité du pouce de la main gauche se trouve immédiatement à côté de la seconde articulation du pouce de la main droite, ayant soin de porter le haut du corps en avant, les genoux repliés vers le menton. Dans les commencemens, la plupart des élèves n'iront pas fort loin, beaucoup même resteront à la même place, en tournant de temps en temps malgré eux sur le mât; mais à la huitième et douzième leçon, les progrès sont déjà visibles.

vi^e. Exercice. — *Équilibre en arrière.*

Aussitôt que mes élèves font le trajet du mât sur leurs poignets sans se reposer, je les exerce à aller en arrière, dans la même position; c'est-à-dire, que le corps et les jambes placés en avant, on fait à l'aide des mains le mouvement contraire à celui que l'on faisait pour avancer.

VIIe. Exercice. — *Équilibres debout.*

Placés en équilibre sur les poignets, au commandement *debout*, tous les élèves, en portant le haut du corps en avant, retroussent les jambes, jusqu'à ce que les pieds puissent, avec facilité, venir se placer sur le mât, le talon du pied droit devant la boucle du pied gauche, chacun alors lâche les mains, se redresse en tendant les bras horizontalement de chaque côté du corps, les poingts fermés, et reste là. Au commandement *repos*, en pliant le corps en avant, on reprend l'équilibre sur les poignets, on lâche les jambes, et on tombe légèrement assis sur le mât. On peut aussi, dans la position debout, faire exécuter aux jeunes gens plusieurs équilibres, tantôt sur une jambe tantôt sur l'autre.

VIIIe. Exercice. — *Saut de voltige.*

Le saut de voltige se fait avec ou sans élan. Pour sauter sans élan, il suffit de poser les mains sur l'objet que l'on veut franchir, la main à plat, et les ongles tournés du côté où l'on saute. On plie les hanches et les genoux, et, à la suite de l'élan avec les pieds, on se tire à l'aide des bras au-dessus de l'objet, ayant soin au passage de bien retrousser les genoux vers le menton. Dans la chute, la main gauche écarte de l'objet. Pour franchir avec élan, on s'éloigne de quelques pas, on court, et à un pas de distance, on fait un petit saut préparatoire, on pose les mains sur l'objet et on franchit. Pour rompre la chute, il faut, à l'aide de la main gauche, pousser le corps aussi loin que possible lorsque c'est à droite qu'on saute.

VOLTIGE SUR LE CHEVAL DE BOIS (1).

Le cheval dont on se sert pour la voltige élémentaire est fait de bois, bien rembourré en dessus, et recouvert de bon cuir. Les jambes dudit cheval doivent être à coulisses, afin qu'on puisse le hausser et le baisser à volonté. Les poignées doivent aussi être à vis, pour qu'on puisse les ôter quand les plus forts s'exercent. Si c'est dans une salle qu'on veut s'exercer, le cheval doit être fixé par des vis au milieu du local. Dans un hangar, sans pavé ni plancher, les bases du cheval doivent être enfoncées en terre. Quelque soit l'emplacement où l'on s'exerce, le cheval doit pouvoir résister à de très-grandes secoussses ,sans se mouvoir (2).

Les sauts de voltige sur le cheval de bois se divisent en sauts droits de côté, et en sauts de croupe. Pour procurer à chacun la facilité de les apprendre ou de les enseigner, je les placerai ici d'après le mode d'in-

(1) *Règles generales.* Dans tous les sauts, soit que l'on tombe en selle, que l'on franchisse, ou que l'on prenne l'éqnilibre sur les mains, il faut toucher le cheval aussi peu que possible. Plus le corps paraît suspendu en l'air, plus l'évolution est belle; c'est pourquoi il faut s'accoutumer dès le commencement à porter tout le poids du corps en équilibre sur les mains. La jambe tendue en passant au-dessus de la croupe, donne beaucoup d'aisance à l'évolution, et les jambes rassemblées avant la chute, procurent la facilité de tomber d'aplomb sur la pointe des pieds, en pliant les genoux et les hanches.

(2) En général, pour tous les exercices corporels, un hangar vaste, haut, bien eclairé, sans pavé, est préférable à tout autre emplacement où il y aurait un plancher, toujours trop dur pour les chutes, et un plafond trop bas pour les grands sauts.

struction le plus simple, c'est-à-dire, en passant toujours d'un exercice facile, bien connu, à un exercice plus difficile.

Ier. EXERCICE. — *Sauts droits, enlever droit, écarter simple.*

Placé à côté du cheval, qui est à la hauteur du creux de l'estomac, on saisit les poignées, les ongles en face; à la suite d'un petit élan avec les pieds, on enlève tout le poids du corps sur les mains, et on reste là, sans pencher le haut du corps en avant: ensuite, on essaie, sans déranger l'équilibre, de tendre une jambe, soit la droite, parallèle avec le cheval. On fait la même chose à gauche, et on répète cet exercice jusqu'à ce qu'on l'exécute facilement des deux côtés.

IIe. EXERCICE. — *Toucher des deux.*

En équilibre sur les poignets, on essaie, sans lâcher les mains ni tomber à terre, de s'asseoir, tantôt sur une fesse, tantôt sur l'autre, et cela avec beaucoup de vivacité.

IIIe. EXERCICE. — *En selle, et l'épreuve des deux côtés.*

Enlevé sur les poignets, on porte le poids du corps sur la partie gauche, on lâche la main droite, que l'on pose à plat sur la selle, les doigts en dehors; on passe la jambe droite tendue au-dessus de la croupe, et l'on se place légèrement en selle entre les deux poignées. Pour faire l'épreuve, on pose la main droite sur la seconde anse, le corps penché un peu en arrière, la jambe droite tendue passe au-dessus de l'encolure, la main gauche lâche et reprend aussitôt ; le corps, appuyé sur les mains, la cuisse droite glisse entre la selle et la cuisse gauche, on se trouve en équilibre sur les poignets sans avoir touché terre. On se replace en selle, et on fait la même chose à droite. Ici c'est la jambe gauche qui passe au-dessus de l'encolure. La main droite, après avoir fait place à la jambe, reprend la poignée, la jambe gauche glisse sous l'autre, et le corps se trouve en équilibre sur les poignets. Pour revenir en selle, la main droite soutient, la gauche lâche, et on tombe légèrement en selle.

IVe. EXERCICE. — *Enlever droit, toucher double.*

Ce n'est qu'une répétition de ce que nous avons fait sur le mât de voltige. Au lieu d'être posé sur l'objet comme à l'exercice que j'indique, les mains sont fixées aux poignées avec beaucoup de force. Pour bien exécuter ce mouvement, il faut, par l'élan des pieds et la force des bras, enlever le corps assez haut, en relevant les genoux vers la figure, pour que les pieds puissent sans gêne se placer sur le cuir, entre les anses où les mains sont fixées ; de là sauter à terre sans lâcher, et répéter cet exercice jusqu'à ce qu'on le fasse avec facilité.

V[e]. EXERCICE. — *Traverser simple.*

J'entends par ces mots passer une jambe entre le cheval et les bras sans toucher le cuir. En équilibre sur les poignets, repliez vers la figure le genou de la jambe qui passe, jusqu'à ce que la pointe du pied se trouve au niveau de la selle ; portez le haut du corps un peu en arrière, et tendez les jambes en avant. Pour repasser, si c'est la droite qui a traversé, on enlève autant que possible, sur cette partie ; on porte le pied droit vers la main gauche, le genou vers l'articulation interne du bras droit, et l'on revient au premier équilibre. On essaie de faire cet exercice avec les deux jambes alternativement. Vient ensuite le traverser double, c'est-à-dire, passer et repasser les deux jambes à la fois, sans lâcher les mains.

VIe. EXERCICE. — *Franchir à travers les mains.*

Ce saut est fort avantageux, parce qu'il procure les moyens de franchir, sans aucun danger, des objets fort larges et d'une hauteur assez considérable. L'habitude que l'on contracte de se servir de ses mains dans cet espèce de saut, nous est d'une très-grande utilité pour rompre la chute, quand nous manquons notre élan, en voulant franchir un objet quelconque. Pour bien l'exécuter, il faut, à la suite d'un élan, s'enlever avec force au moyen des bras, traverser vivement, les jambes tendues, et imprimer au corps une secousse, au moyen des mains qui appuient avec force sur les poignées dans la direction où l'on va. Un sauteur bien exercé à traverser, qui se sent en défaut dans le moment de l'ascension, soit à la suite d'un faux pas ou d'une glissade, peut toujours se relancer ou amortir la chute, par l'appui des mains au moment même où il s'affaisse sur l'objet.

VII. EXERCICE. — *Saut de croupe, glisser de côté.*

A la suite d'un élan de quelques pas et du saut préparatoire, on s'élance sur la croupe, en posant les deux mains à plat, on prend l'équilibre sur les mains, on porte le haut du corps en avant, on appuie avec force sur la main du côté où l'on saute, on enlève la jambe au-dessus de la croupe sans toucher le cuir, et on glisse à terre le long des flancs du cheval.

VIIIe. EXERCICE. — *Le coup de reins.*

Placé sur la croupe, à la suite d'un élan, on s'enlève sur les poignets, les doigts en dehors. Posant également sur les deux mains, on communique aux jambes un petit mouvement de balancier, de la croupe à la tête; on saisit le moment favorable, et on s'élance en arrière; en joignant les jambes, les reins repliés en avant. Dans le moment de la répulsion, la face et la poitrine sont presque couchées sur la croupe; dans le plus fort de l'élan, la partie qui se relève depuis les reins jusqu'aux talons présente une ligne diagonale, dont les talons forment la sommité.

IXe. EXERCICE. — *S'asseoir à rebours.*

Le saut préparatoire consiste à s'enlever à et tourner en tombant sur la croupe, la figure placée du côté de la queue.

Cet exercice et le suivant se font sans l'aide des poignées, que l'on enlève.

X^e. EXERCICE. — *Les ciseaux.*

A cheval à rebours, on appuie sur les mains, on enlève les extrémités inférieures, qui changent de place pendant cette action, et le cavalier, en se redressant, se trouve à cheval à la manière ordinaire. Si c'est à gauche qu'il s'est tourné, c'est la jambe droite qui passe sous la gauche.

XIe. EXERCICE. — *A genoux sur la croupe.*

Course préparatoire: il faut s'enlever à l'aide des mains, relever les jambes vers la figure, tomber à genoux sur la croupe ; enlever les bras parallèles aux oreilles, les poings fermés, et rester. Pour descendre, on porte la main droite à la première poignée, la gauche à la seconde, puis l'on saute légèrement à terre.

XIIe. EXERCICE. — *Debout sur la croupe.* (*V.* tab. 9, fig. 67.)

Course préparatoire, élan des pieds : il sagit de s'enlever sur les mains, de retrousser les jambes le long des cuisses du cheval, de se redresser, et de sauter à terre, comme à l'exercice précédent.

XIIIe. EXERCICE. — *Debout sur la selle.*

A la suite d'un fort élan, on s'enlève au-dessus de la croupe, et on va se placer debout sur la selle. Dans ce saut, les pieds devancent pour ainsi dire les mains.

XIVe. EXERCICE. — *Assis de côté.*

Placé à gauche, l'élève pose les mains sur les poignées, s'enlève à force de bras, passe les jambes tendues et jointes au-dessus de la croupe, porte tout le poids du corps sur la main gauche, lève la droite, et tombe en selle assis de côté. Pour descendre, on porte le poids du corps sur la main droite, on lâche la main gauche, les jambes tendues passent au-dessus de l'encolure, on replace la main gauche, et l'on tombe à terre. Les changemens qui suivent sont compris dans le même exercice. Par le moyen des bras, on se place sur la croupe, à cheval ou assis ; on prend de la main gauche la seconde poignée, la première de la main droite, et en se donnant un élan, on passe les jambes tendues au-dessus de l'encolure, et on tombe légèrement à terre près de la jambe gauche de devant. On peut faire la même évolution dans le sens contraire, en se plaçant sur l'encolure; par les mêmes moyens dans le sens inverse, on voltige au-dessus de la croupe, et l'on tombe à côté de la jambe gauche de derrière. On peut aussi sauter en selle à l'aide d'une main.

XVe. EXERCICE. — *Esquillette double.*

A l'exercice qui précède, on peut ajouter celui-ci : en équilibre sur les poignets, au lieu de tomber à terre, on lève la main gauche, on passe les jambes au-dessus de l'encolure, et les pieds, après avoir décrit un demi-cercle au-dessus du cheval, retombent à l'endroit d'où ils étaient partis.

XVIe. EXERCICE. — *Différens équilibres.*

Les différens équilibres sur le cheval de bois contribuent beaucoup à fortifier les bras. La pl. 9 représente les plus difficiles et les moins dangereux. Je n'indiquerai ici que ce qui fait partie de mes leçons, c'est-à-dire, les exercices que je fais moi-même et que j'enseigne à mes élèves.

On doit répéter tous les exercices, le cheval à hauteur de la poitrine, et sans poignées; et dans la suite, sur le cheval vivant à poil.

VOLTIGE SUR LE CHEVAL VIVANT.

INTRODUCTION A L'ART DE L'ÉQUITATION.

Si de tous les exercices gymnastiques l'art de l'équitation est le plus beau, le plus noble, et l'un des plus utiles pour celui qui se voue à la carrière des armes, c'est aussi le plus difficile pour ceux qui n'ont point fait d'exercices préliminaires.

Jusqu'à présent, accoutumés à faire nos exercices par notre propre mouvement, ou à l'aide de corps immobiles, nous sommes obligés maintenant de nous habituer à l'exercice le plus compliqué, celui de gouverner, pendant nos différentes évolutions, un corps en mouvement, vivant, et doué d'une volonté qu'il faut contraindre à se plier entièrement à la nôtre.

Il est très-plaisant d'entendre journellement des personnes se plaindre de ce que leurs enfans ne savent pas monter à cheval, après avoir fréquenté le manége pendant quelques mois. Ces mêmes personnes, sans la moindre expérience dans ce qui a rapport aux exercices corporels, attribuent fort souvent, avec injustice, le peu de progrès que font les élèves, à l'incapacité de l'instructeur, sans se donner la peine de réfléchir qu'il est impossible, à la suite de l'éducation qu'ils donnent à leurs enfans, de leur apprendre, sans exercices préliminaires, un art fort difficile pour celui même qui est parfaitement disposé. J'ose assurer, d'après ma propre expérience, aux parens dont il est question, que presque tous les enfans aiment passionnément ce qui a rapport à la gymnastique; et que, parmi tous les exercices, c'est toujours à l'équitation qu'ils donnent la préférence. Il serait même impossible à l'instructeur d'apporter quelque obstacle, aux progrès de ses élèves si, avant de les envoyer au manége, on les avait préparés à l'instruction d'un art aussi difficile.

Remarque. A la première leçon avec le cheval, accoutumez vos élèves à bien se placer, ce sera toujours autant de gagné pour eux et pour les écuyers qui doivent leur enseigner l'art de l'équitation. Quant à la position de l'élève sur le cheval de voltige, elle doit être la même que celle que les bons écuyers nous enseignent, excepté pour les mains, qui n'ont aucune fonction à remplir avec la bride ni la gaule. Le cheval va au commandement.

Position. L'élève doit être placé en selle ou à poil, de manière que le point d'appui de son corps soit réparti également sur les deux fesses; que le milieu de la selle ou le garot doit partager, portant bien sur les deux pointes, ou os ischion. Portez la ceinture un peu en avant, la tête haute, les épaules effacées. Les bras doivent tomber naturellement, sans roideur ni mollesse. D'après la position que je viens d'indiquer, les cuisses doivent se trouver égales; on doit les laisser tomber naturellement à plat, des deux côtés du cheval, afin qu'elles portent dans leur partie inférieure. Quant aux jarrets, ils sont absolument sans force. On doit aussi abandonner les jambes à leur pesanteur naturelle, afin qu'elles prennent leur véritable position, qui est entre l'épaule et le ventre du cheval. Les pieds doivent tomber naturellement, la pointe plus basse que le talon. Voici la position que le cavalier doit conserver dans toutes les allures, lorsqu'il est en repos sur le cheval en mouvement, c'est-à-dire, pendant les intervalles où il ne fait point d'évolutions.

Pour ceux de mes élèves qui ont bien réussi dans toutes les évolutions sur le cheval de bois, je fais amener un petit cheval dressé exprès pour la voltige, et je leur fais répéter sur le cheval à poil, c'est-à-dire, sans selle, les exercices que nous avons faits précédemment sur le cheval de bois; ensuite, sur une selle rase rembourrée. Après cela, les mêmes évolutions sur toutes sortes de selles, ayant soin de faire répéter à droite ce que l'on fait à gauche.

Comme on ne pourrait pas sans inconvéniens se servir de toutes sortes de chevaux dans les commencemens, je conseille de prendre pour la voltige un petit cheval robuste et mince de corsage, afin que les jeunes élèves puissent l'embrasser avec les cuisses, sans se forcer les hanches. Quand les élèves ont les cuisses trop écartées, cette position, fort gênante pour les enfans robustes, est dangereuse pour ceux qui sont maigres et faibles. Quant aux qualités du Paisible (le cheval), il faut qu'il soit extrêmement docile, qu'il ait un pas allongé et sûr, un trot et un galop cadencés. Outre tous ces avantages, le cheval, bien dressé pour la voltige, doit faire les changemens de main, d'allures et le repos au commandement de l'instructeur ou de celui qui le monte. Il faut surtout qu'il galope juste aux deux mains, et qu'il se désunisse aussi peu que possible, malgré les différentes évolutions de son cavalier.

1er. Exercice. — *Enlever debout.*

Après que l'élève a répété avec assurance, sur le cheval à poil et sur la selle rase, les différentes évolutions qu'on lui a enseignées sur le cheval de bois, je l'accoutume à sauter en selle avec élan, ensuite à la volée, c'est-à-dire, dans un temps, sans joindre les jambes ni toucher le cheval avec la ceinture. Pour sauter en selle avec élan, on se place à côté du cheval, la main gauche dans la courroie d'ascension, les ongles en dessous, le corps dans l'alignement des épaules du cheval (*V.* tab. 12, fig. 88), la face tournée vers la selle ; de cette position, on saute à cheval d'après les mêmes règles que j'ai indiquées sur le mât de voltige ;

c'est-à-dire, en s'enlevant sur les poignets : on passe la jambe tendue au-dessus de la croupe sans la toucher, et on tombe légèrement en selle, ayant soin surtout de ne quitter la main qui se trouve sur le pommeau, qu'après s'être assuré de son aplomb. Ensuite viennent *l'épreuve, en avant et à terre, glisser à terre et en selle, gare les roues, les ruades et le mur, sur les chevaux vicieux.*

IIe. EXERCICE. — *L'épreuve.*

L'épreuve se fait en passant la jambe au-dessus de l'encolure du cheval, on saisit la courroie d'ascension, on place l'autre main où se trouvait la fesse en mouvement, on glisse la cuisse qui doit passer au-dessus de la croupe sous l'autre cuisse, le long des côtes du cheval, de manière à se trouver à la deuxième position du premier exercice ; ensuite on tombe légèrement en selle.

IIIe. EXERCICE. — *En avant et à terre.*

L'élève, placé en selle, saisit de l'une des mains la courroie d'ascension, toujours les ongles en dessous ; l'autre main se pose à plat sur le pommeau de la selle, les doigts allongés et tournés du côté opposé où l'on descend, on s'enlève sur les poignets, en portant le haut du corps en avant, on passe la jambe tendue au-dessus de la croupe, et on tombe légèrement à terre.

IVe. EXERCICE. — *Glisser à terre et en selle.*

Le cavalier ayant passé la jambe au-dessus de l'encolure, saisit la courroie d'ascension, l'autre main se place sur la selle comme à l'épreuve, glisse à terre sans lâcher aucune des mains, et saute en selle dans un temps.

v

ve. Exercice. — *Gare les roues*, etc.

Il y a différentes manières d'éviter le froissement des roues et les ruades des chevaux de trait, lorsqu'on rencontre une voiture dans un passage étroit, ou que l'on est obligé de passer entre deux files de voitures en mouvement. Voici les plus faciles et les plus sûres que j'enseigne à mes élèves. Placé en selle, je les accoutume à tenir long-temps les jambes tendues en avant et parallèles avec l'encolure. La seconde manière est à genoux sur la selle; c'est aussi dans ces deux positions que la cavalerie passe ordinairement les rivières à gué. Dans différentes bagarres où je me suis trouvé montant un cheval vicieux, je me suis servi avec succès de ces deux expédiens.

vie. Exercice. — *Replier au-dessus de la croupe.*

Les mains fixées l'une à la courroie, l'autre sur le siége, on s'enlève à force de bras, jusqu'à ce que le milieu des cuisses soit au niveau des poignets; à la suite d'un petit élan, on porte tout le poids du corps sur la main gauche, on lâche la main droite, tandis que les jambes passent au-dessus de la croupe, et l'on tombe assis de côté, les deux jambes pendantes à droite.

Pour replier au-dessus de la croupe, de cette position, on pose la main gauche dans la courroie, la droite sur le pommeau, les doigts en dehors; on porte le poids du corps à gauche, on élève les jambes repliées au-dessus de la croupe; la main droite saisit aussitôt le siége, on tombe légèrement à terre, et, dans un seul élan, on revient à la position d'où l'on est parti, assis de côté ou à cheval. Pour varier cet exercice, qui est très-violent, à la troisième ou quatrième fois, au lieu de sauter assis de côté, on peut, en s'enlevant, se placer en selle, en passant la jambe droite au-dessus de l'encolure, ou bien s'asseoir à rebours, en passant la jambe gauche au-dessus de la croupe. Quand on fait dans le manége ces exercices sur le cheval en mouvement, il faut toujours profiter des angles pour replier au-dessus de la croupe. Les autres évolutions peuvent s'exécuter sur tous les points de la barrière, quand le cheval a le mouvement égal.

VIIe. EXERCICE. — *Saisir au passage.*

L'élève doit aussi s'accoutumer à se tenir debout sur le cheval en mouvement, ensuite à saisir au passage et à se fixer, à franchir la barrière, le mur. J'appelle *saisir au passage*, lorsque le cavalier, debout sur le cheval en mouvement, saisit, en passant, un objet quelconque, à la hauteur où il peut atteindre sans sauter. *Se fixer* veut dire s'attacher à l'objet en abandonnant le cheval, qui marche toujours; on se place sur l'objet que l'on tient, par une évolution à force de bras, on retombe en selle au passage du cheval, ou l'on descend d'une autre manière.

VIIIe. EXERCICE. — *Franchir le mur.*

Pour franchir la barrière ou le mur, le cavalier, debout sur le cheval en mouvement, arrête son cheval de la voix; ou, sans l'arrêter, saisit le haut de la barrière ou du mur, en longeant l'un ou l'autre, s'enlève sur les poignets, et franchit par un saut de voltige. Plus la hauteur d'où l'on saute est considérable, plus on doit avoir soin d'allonger la ligne diagonale que le corps doit décrire dans la chute.

IXe. Exercice. — *Voltige à trois.*

De tous nos exercices sur le cheval vivant, celui-ci est le plus amusant pour les spectateurs, et, quoique le plus fatigant pour les jeunes gens, c'est celui qui leur procure le plus de plaisir. Pour cet exercice, je choisis les élèves les plus distingués par leur agilité, j'en prends trois, dont chacun a sa lettre ; par exemple, *a*, *b*, *c*. : *a*, en prenant le cheval en biais, c'est-à-dire, en posant la main gauche sur les reins, et la droite entre l'origine de la queue et le sommet de la croupe, saute sur le cheval à poil, qui est en mouvement, sur la barrière droite, au pas, au trot, au galop. L'allure et la taille du cheval doivent être proportionnées aux forces de l'élève : *b* et *c* suivent en courant derrière le cheval ; *b*, en faisant le même saut, vient se placer derrière *a*, et lui crie : à bas ; *a*, passant la jambe droite au-dessus de l'encolure, tombe légèrement à terre, en s'éloignant du cheval, à l'aide des mains, et va prendre la place de *c*, qui a chassé *b*, et ainsi de suite, tant que le cheval est en mouvement. (tab. 12, fig. 86.) On doit faire la même chose, le cheval allant sur la barrière gauche. Si *a* manque le saut, ce qui arrive quelquefois, *b* le remplace ; si *b* manque aussi, c'est le tour de *c*. Pour varier l'exercice, on saute à genoux sur la croupe du cheval, debout et assis de côté. Alors, l'élève qui saute pose, en tombant sur le cheval, ses mains sur l'épaule de celui qui est assis ; ce qui l'aide à prendre l'équilibre. Dès qu'il est assuré, il crie *à bas*, et tombe à cheval. Cet exercice est très-violent ; il est rare de voir trois des élèves les plus vigoureux y résister un quart d'heure.

sans être obligés de se reposer. Dès que l'on s'aperçoit que les jeunes gens sont fatigués, on peut augmenter le nombre des acteurs, ralentir l'allure du cheval, ou faire remplacer les premiers.

x^e^. Exercice. — *Rompre la chute.*

Par cette expression, j'entends parler d'un saut fait dans la direction où vont les objets sur lesquels nous nous trouvons quelquefois emportés malgré nous, par exemple, quand un cheval, une voiture ou un bateau sont entraînés avec rapidité, il est très-dangereux de sauter de côté, car en sautant, de cette manière, d'une voiture qui ne va qu'au trot, il est presque impossible de ne pas tomber, et souvent même on se blesse grièvement. L'exercice dont il est question se fait de deux manières : premièrement, le cheval au galop en droite ligne, on passe la jambe gauche à droite, on empoigne les crins de la main gauche ; la droite se place sur la selle, près de la cuisse, sur le même coté; ensuite, à l'aide des mains, on s'élance, les jambes tendues en avant, dans la direction où le cheval court. (pl. 12, fig. 85.) Secondement, le coursier, toujours dans la même allure et la même direction, l'élève, placé à cheval, se penche en avant, saisit de la main gauche une forte poignée de crins à l'extrémité de l'encolure, la main droite aussi près de la gauche que possible, et, à la suite d'un fort élan, se jette en arrière dans la direction où va le cheval. (pl. 12, fig. 87.) Ces exercices m'ont servi plusieurs fois à sauter à bas d'un cheval qui menaçait de se renverser en se cabrant, ou d'un cheval colère qui avait pris le mors aux dents, et que je ne pouvais plus retenir.

ENLEVER, PORTER OU POSER DES FARDEAUX DE DIFFÉRENS POIDS ET DIMENSIONS.

L'EXPÉRIENCE nous prouve tous les jours que les hommes les plus robustes sont très-souvent victimes de la confiance qu'ils ont dans leur force. Ils négligent, les uns par ignorance, les autres par inattention, les règles inappréciables de l'équilibre; et, soit en portant, soit en soulevant ou posant des fardeaux ils font des efforts, tombent, et quelquefois restent morts sur la place, après avoir vomi leur sang par suite de la rupture de quelque vaisseau intérieur. Il en est de ces exercices comme du saut en profondeur : en observant toujours les lois de l'équilibre et de l'union, on peut atteindre à un degré de perfection surprenant; mais la moindre négligence que l'on commet dans ce qui concerne les règles de l'aplomb, peut avoir des suites fâcheuses.

Quelques esprits superficiels pourraient dire à quoi bon? Voulons-nous apprendre à être porte-faix? Oui apprenez à pouvoir vous charger d'un fardeau sacré, et qu'au moment du danger votre faiblesse ou votre inexpérience ne vous laisse pas succomber sous des efforts inutiles. D'un bras robuste, Énée charge son vieux père sur ses épaules, et le dérobe aux flammes qui consument la ville de Troie.

Règles générales. Pour enlever, porter, poser des fardeaux avec avantage, il est indispensable d'observer les règles suivantes : 1°. Ne jamais faire aucun effort quand on est plus ou moins indisposé, ni immédiatement après les repas; 2°. N'avoir pendant l'épreuve aucun vêtement qui presse les intestins sur le bas-ventre; 3°. préluder aux épreuves que l'on se propose de faire, en préparant les membres, soit par la friction ou par un mouvement quelconque, capable de dégourdir ceux des muscles qui n'ont point d'exercice journalier; 4°. dès que l'on se propose de faire un grand effort, il est indispensable de se revêtir de la ceinture gymnastique (1). La vigueur du corps se montrant spécialement dans la partie inférieure du dos, et dans les lombes; pour prévenir les efforts, et augmenter la force, il faut offrir aux muscles qui agissent, un point de contact extérieur. C'est aussi par la même raison, et surtout pour prévenir la rupture de l'aponévrose des muscles extenseurs des genoux, qu'on se sert dans les exercices violens, de courroies (2); 5°. quelle que soit la pesanteur ou la dimension du fardeau, que l'on doit soulever, poser, tirer, pousser ou presser, il faut avant tout être bien d'aplomb sur les hanches; 6°. tenir les jambes rassemblées; 7°. commencer graduellement; 8°. dans le fort de l'action retenir son haleine, et n'avoir aucune articulation tendue; tous les angles que le corps forme sont aigus; 9°. cesser peu à peu, en élargissant les angles que formaient les membres, et se redresser doucement.

Pour habituer mes élèves auxdits exercices, je me

(1) La ceinture dont il s'agit est faite de peau de veau; elle a ordinairement depuis quatre jusqu'à cinq doigts de largeur; elle s'attache immédiatement sur les hanches, et doit être plus serrée en bas qu'en haut, afin que les intestins ne soient pas pressés sur les anneaux inguinaux.

(2) Ces courroies ont deux doigts de largeur; elles sont faites de cuir fort, mais élastique. Elles s'attachent immédiatement sous les genoux, et doivent, sans être trop serrées, recouvrir en partie les tendons qui attachent la rotule à la jambe.

sers de sachets de différentes grandeurs et de plusieurs formes, que je remplis de sable ou d'autres matières : une table, posée sur des tréteaux à coulisses, me procure la facilité de hausser ou de baisser le fardeau, selon que le cas l'exige. Nos premiers exercices se font debout, la charge posée à la hauteur de la poitrine de l'élève. Peu à peu on baisse le fardeau jusqu'à terre, ayant soin de diminuer la charge à mesure qu'on l'abaisse ; ensuite on l'augmente à mesure qu'on la hausse. Les fig. 81, 82 et 83, pl. 11, représentent les différentes positions que l'on doit prendre pour faire les exercices mentionnés, avec beaucoup d'avantage, et sans aucun danger.

Remarque. Tout individu qui porte en marchant un fardeau équivalant deux fois et demie ou trois fois (1) la pesanteur spécifique de son corps, peut être regardé comme très-fort. Ceux qui veulent porter davantage pourront réussir plusieurs fois ; mais je leur prédis que tôt ou tard ils seront victimes de leur imprudence, et qu'ils perdront dans un instant par la trop grande extension des muscles, des ligamens capsulaires, et par la pression violente des viscères et des articulations ; ils perdront, dis-je, au moment où ils s'y attendront le moins, la faculté de faire de nouvelles expériences de la force dont ils ont abusé.

COURIR AU MUR, ou L'ASSAUT SANS BRÈCHE.

Pour conclusion de mes exercices, j'en indiquerai encore plusieurs extrêmement difficiles, mais d'une

(1) Deux fois, c'est la force moyenne.

très-grande ressource dans des situations désespérées. On m'objectera peut-être que l'on se trouve rarement dans le cas de faire usage des exercices que je vais indiquer; je répondrai, avec J.-J. Rousseau, qu'il faut armer l'homme contre les événemens imprévus, et lui procurer les moyens de surmonter tous les obstacles.

L'exercice dont il est question consiste à faire, à la suite d'un fort élan, plusieurs pas à une muraille perpendiculaire; à saisir un objet quelconque avec l'une des mains; à se fixer, passer ou redescendre.

Pour accoutumer mes élèves à cet exercice, je les fais courir à une forte planche de trois pieds de largeur, non rabotée, bien sèche, et garnie de trous depuis la hauteur de neuf pieds jusqu'à quatorze. Ces trous sont dans le milieu de la planche, distans de trois pouces les uns des autres. Ils servent à recevoir une cheville, que les jeunes gens doivent saisir, et que l'on hausse à mesure qu'ils font des progrès. L'un des bouts de ladite planche est fixé contre une muraille, et l'autre bout à terre. Dans le premier exercice, la planche doit avoir quarante-cinq ou cinquante degrés de pente, que l'on diminue à mesure que les élèves font des progrès. A la huitième leçon, et quelquefois avant, la planche est presque perpendiculaire, et la cheville à dix pieds. On la hausse à proportion des progrès que l'on remarque. Dans la suite, quand les jeunes gens sont bien exercés, on substitue aux chevilles rondes des morceaux de bois de toutes les formes, même des chevilles dentelées. En courant au mur, plusieurs de mes élèves, de treize jusqu'à quinze ans, atteignent à la hauteur de onze pieds, s'y fixent, passent ou descendent. C'est ce qui eut lieu au dernier examen, où plusieurs jeunes gens, en courant au mur, passèrent par les fenêtres du manége, et revinrent par le même chemin, à la grande surprise des spectateurs.

Il faut surtout avoir l'attention de faire croiser aux jeunes gens qui manquent la cheville, c'est-à-dire, passer pendant la chute la jambe droite au-dessus de la gauche, les mains en avant. (*V.* pl. 12, fig. 90.)

GLISSER A BAS D'UNE MURAILLE,

Par l'angle aigu que forme la jonction de deux murs

Cet exercice se fait de deux manières : premièrement, le dos tourné à la muraille, et à cheval sur un bâton de deux pieds et demi, recouvert d'un matelas à l'endroit où pose le derrière. Le bout qui touche à la muraille doit avoir la forme d'une crosse aplatie à son extrémité. Les épaules, la nuque, la partie extérieure des pieds, et quelquefois le derrière de la tête, touchent ordinairement au mur dans la descente. Ces parties éprouvant une friction violente, il est fort prudent de les garantir autant que possible, car, dans cet exercice, où le courage contribue en partie à la réussite, ce n'est ordinairement que la douleur qui peut faire perdre l'équilibre, et occasioner des chutes dangereuses. Pour accoutumer mes élèves à cet exercice, et les habituer à trouver toutes sortes d'expédiens dans des situations critiques, je me sers de deux planches réunies, formant un angle aigu ; je donne à cet instrument un peu plus de pente qu'à la planche pour l'assaut sans brèche. Le premier exercice commence à huit pieds perpendiculaires, augmentant de hauteur, en diminuant toujours la pente. A seize pieds de hauteur, le couloir (1) est presque perpendiculaire. Dans cet exercice, au lieu de bâton, je me sers d'un gros balai d'écurie neuf, et dont le manche n'a qu'un pied et demi de long. Plus la ramure est longue et touffue, plus la descente est facile, parce que l'élève a plus d'appui. La seconde manière est à l'aide des bras et des pieds, la face tournée dans la jonction des deux murs. Ici c'est la partie extérieure des bras et des pieds, et quelquefois des genoux, qui éprouve la friction violente. Plus il y a de points d'appui, moins la chute est rapide.

Pour faire des guètres, des genouillères et des brassards, au moyen desquels on puisse descendre des murailles d'une très-grande hauteur, et construites de pierres rudes, le feutre et la peau de buffle molle, mise à plusieurs doubles, est ce qu'il y a de meilleur, même pour rompre la chute. Pour les murs unis, le vieux linge offre plus de résistance (2).

---

(1) Nom de l'instrument.

(2) D'après le rapport de plusieurs officiers et soldats qui ont été dans le cas, pour s'échapper des forteresses où ils étaient retenus prisonniers, d'employer l'un des deux expédiens que j'ai adoptés comme exercice, après en avoir fait l'essai, on ne rattrapa jamais que ceux qui s'étaient blessés par la friction violente des parties indiquées. Ayant été forcés d'abandonner l'équilibre par les douleurs qu'ils éprouvaient, ils tombaient sans pouvoir le reprendre, et se blessaient grièvement.

RÈGLES DIÉTÉTIQUES

A OBSERVER DANS LES EXERCICES GYMNASTIQUES.

1°. Il ne faut jamais passer subitement d'une vie tranquille à une vie trop active ; ce changement doit toujours se faire par degrés. Tout mouvement trop violent qui succède de trop près au repos, épuise les forces et affaiblit le corps, tandis que chaque mouvement modéré et augmenté insensiblement le fortifie. C'est ce mouvement modéré qui exerce une influence si avantageuse sur l'accroissement de la fibre musculaire et sur son ton. Si les os gagnent en force par le mouvement et l'exercice du corps, la fibre musculaire y gagne encore davantage. Les animaux sauvages, qui vivent en liberté, ont ordinairement la chair dure, tandis que nous la trouvons tendre et molle dans les animaux domestiques, dont la vie est plus tranquille.

2°. Pour affaiblir la secousse des intestins du bas-ventre, dont beaucoup de mouvemens sont accompagnés, ainsi que pour prévenir d'autres accidens, il faut porter, pendant les exercices violens, une ceinture autour des reins ; cette précaution est particulièrement nécessaire à ceux dont le bas-ventre n'a pas la force requise. Dans la région de l'abdomen, on rencontre deux ouvertures appelées anneaux inguinaux, par où peuvent sortir les intestins, et les hernies se former, quand, par l'affaissement du diaphragme et la pression simultanée du bas-ventre par les muscles abdominaux, ces intestins se trouvent pressés vers ces ouvertures. C'est pourquoi ceux qui ont le bas-ventre faible feront très-bien de faire usage de la ceinture gymnastique ou préservative, que nous avons décrite plus haut. On reconnaîtra facilement que le bas-ventre est faible, lorsqu'en poussant l'haleine, ou en toussant fortement, les anneaux inguinaux se gonflent.

Il est plus que probable qu'une disposition effective aux hernies, non-seulement n'augmente pas quand on fait usage d'une telle ceinture, mais qu'elle passe même entièrement avec le temps, et que cet usage fortifie les muscles du bas-ventre à un degré qui ne permet plus à l'anneau inguinal de céder si facilement à la pression des intestins.

3o. Pour prévenir, dans les chutes imprévues, les luxations qui font sortir les os de leur connexion articulaire, il faut, dans les chocs que l'on reçoit, ou que l'on donne, maintenir toujours les os du membre exposé à la secousse, dans leur direction naturelle. Quiconque éprouve la moindre secousse lorsque les articulations se trouvent dans un état de contorsion, de déplacement ou de position non naturelle, doit craindre une dislocation, tandis que celui qui maintient ses os dans leur connexion articulaire, pourra supporter, sans inconvénient, des secousses beaucoup plus fortes. Il faut donc se faire une règle d'exécuter chaque mouvement avec une volonté bien déterminée, et une grande présence d'esprit. L'hésitation dans les mouvemens expose toujours à de grands dangers, dont une volonté décidée et un courage réfléchi garantissent absolument.

4o. Un dérangement peu important dans la connexion des os s'appelle foulure. Les ligamens des articulations souffrent toujours dans ce cas, par la distension. Les tendons sont sujets à s'échapper de leur conduits; leurs petits ligamens peuvent être trop tendus; même les fibres musculaires se trouvent sou vent déplacées. Tous ces cas arrivent communément à la suite de mouvemens faits sans réflexion. Il est nécessaire dans de tels cas de suspendre l'exercice sur-le champ. Plutôt on se reposera, plus vite le mal cessera.

5°. Quand à la suite d'exercices violens on éprouve une transpiration abondante, on doit se garder soigneusement des courans d'air, ou de prendre pour se désaltérer des boissons froides, car les transpirations subitement arrêtées, et le froid qui saisit les poumons et les autres parties intérieures, peuvent occasioner de graves accidens.

6°. A la suite de grandes fatigues, pour vous délasser ; prenez un bain tiède; n'oubliez pas surtout de vous frotter, soit avec la main, soit avec un linge sec, après être sorti du bain. L'usage des bains et de la friction, avant et après de violens exercices était très-suivi chez les anciens.

7°. Autant que possible, tous nos exercices doivent se faire en plein air. Ceux que l'on fait dans des chambres fatiguent et affaiblissent souvent plus qu'ils ne fortifient.

8°. Il est malsain de faire des exercices violens immédiatement avant ou après le repas (je veux parler du dîner); il faudrait toujours vouer au repos la demi-heure qui le précède, et celle qui le suit.

Je crois encore indispensable de mettre sous les yeux des personnes qui veulent suivre les exercices gymnastiques, ce qu'elles doivent observer avant toute chose. Il faut avoir soin que les enfans n'aient, pendant leurs exercices, ni bottes ni jarretières, afin que le pliant du pied et du genou ne soient point gênés, et que dans le saut, la course et les autres exercices, ces parties puissent acquérir, sans obstacles, toute la force et l'élasticité dont elles sont susceptibles. D'après ma propre expérience, je crois pouvoir assurer que des souliers hauts d'empeignes et de quartiers, et n'ayant qu'une double semelle pour talon, sont la meilleure chaussure ; si l'on ajoute à cela une paire de guêtres qui, montant jusqu'au mollet, serrent assez la jambe pour maintenir le pied sans le gêner dans ses mouvemens. Cette chaussure a encore l'avantage, en contribuant à former la jambe, de préserver des entorses qu'on peut se donner en faisant quelques exercices violens. Il faut aussi veiller à ce que les enfans vident leurs poches de tout ce qui pourrait les blesser. Quoique les jeunes gens envisagent ces exercices comme des jeux ou des récompenses, il faut bien se garder de trop les fatiguer. Cela pourrait avoir, sinon des suites fâcheuses, du moins fort désagréables.

Pour faciliter les exercices gymnastiques aux adultes, aux personnes d'un âge déjà avancé, et même à celles qui y chercheraient un moyen médicinal, l'instructeur doit les graduer de façon à les rendre praticables dans tous les lieux, quoique les endroits découverts soient toujours préférables par rapport à l'influence de l'air sur toutes les parties du corps, et parce que les chutes que l'on fait sur un terrain non pavé sont rarement dangereuses.

CONCLUSION.

Je viens de présenter, dans une série d'exercices gradués, les avantages et le bien-être qui résultent de l'emploi sagement coordonné de toutes les forces du corps, ainsi que de leur application dans une foule de circonstances urgentes. L'influence que la gymnastique exerce sur les organes physiques de l'homme, comme sur ses facultés intellectuelles, m'a convaincu, par une longue expérience et des observations réitérées, de l'utilité, pour les progrès de la science, d'un ouvrage purement élémentaire. En le traçant, j'ai tâché, autant qu'il m'a été possible, d'écarter de mes leçons tout ce qui aurait eu l'apparence des tours de force ou d'agilité des voltigeurs et funambules. Je puis, toutefois, éveiller encore l'inquiétude chagrine des adversaires de toute méthode nouvelle; mais un faible examen suffira pour prouver à l'observateur de bonne foi que, dans les exercices même les plus compliqués, je ne me suis point écarté de mon premier et unique but, l'utilité. Loin d'avoir songé un instant à étonner le spectateur, à surprendre son admiration, je n'ai adopté que des exercices qui m'ont paru tendre plus ou moins directement à un but d'utilité, soit qu'ils développent les formes, en fortifiant la constitution humaine, soit que je les aie crus propres à rendre la santé, à remédier à des infirmités locales ou accidentelles; soit seulement qu'ils dussent coopérer à rendre plus aptes à éviter des dangers, à en préserver ses semblables, à les arracher à la mort.

Si je n'ai point, à chaque exercice, déterminé l'application que l'on pourrait en faire, dans des cas imprévus ou dans des circonstances critiques, c'est dans la persuasion que l'on ne saurait manquer de s'apercevoir que je n'ai rien livré au hasard; c'est parce que tous mes procédés, fruits de l'expérience, ont obtenu l'approbation de praticiens éclairés, de médecins justement célèbres.

Ma méthode, divisée en trois sections principales, peut être consacrée avec succès aux trois premières époques de la vie. Dans les exercices préparatoires, les parens trouveront des règles sûres pour développer, à peu de frais, la force et l'agilité de leurs enfans. A l'aide des gravures qui éclaircissent le texte, les exercices proprement dits offrent aux instituteurs le moyen le plus convenable de cultiver et d'augmenter, chez les adultes, la force, l'adresse et la présence d'esprit. L'homme fait, astreint à une vie trop sédentaire, ne saurait mieux employer ses heures de repos qu'en se livrant à quelques-uns de nos exercices compliqués, pour maintenir un parfait équilibre entre l'esprit et le corps. S'il était nécessaire de prouver encore tout ce que la santé des gens de lettres peut devoir à la gymnastique, je pourrais citer un grand nombre d'écrits dans lesquels les autorités du canton de Berne expriment, de la manière la moins équivoque, leur satisfaction, et attestent l'influence salutaire exercée par la gymnastique sur tous les individus qui fréquentaient mes leçons. Quand je me rappelle avec quel intérêt on applaudit à mon entreprise, et la conduite noble et libérale du gouvernement, le sentiment dont je suis pénétré est trop vif pour que l'on ne me pardonne pas de céder au besoin de consigner ici l'expression de mon éternelle reconnaissance. Loin de mettre des entraves à l'exécution de mon plan, les dignes magistrats de Berne m'accordèrent, de la manière la plus généreuse, tous les encouragemens, tous les secours qui m'étaient indispensables pour consolider mon établissement.

Pouvais-je commencer une entreprise hasardeuse sous de plus favorables auspices, et lorsqu'enfin je crois devoir publier à Paris le résultat d'un travail que l'on juge utile à la société, n'en devais-je pas l'hommage à la France, qui compte dans son sein tant d'établissemens d'éducation, mais à qui des gymnases manquent encore ?

Dans cette contrée, chère aux lettres et aux sciences, chaque jour voit des monumens nouveaux s'élever. Un zèle infatigable, une philanthropie éclairée président à l'adoption de tous les projets qui tendent à rendre l'homme meilleur, à augmenter la somme de félicité dont il est appelé à faire le partage avec ses semblables. Sous ce double aspect, les institutions gymnastiques ne sauraient manquer d'obtenir promptement des droits à la protection d'un gouvernement réparateur ; et le vœu des vrais amis de l'éducation sera enfin exaucé.

NOMS DES INSTRUMENS

REPRÉSENTÉS DANS LES DEUX PREMIÈRES GRAVURES.

PLANCHE I.

FIGURE I. Mât de cocagne.
II. Croix mouvante.
III. Dévidoir.
IV. Balancier.
a. Triangle mouvant.
b. Perche pour grimper.
c. Rouleau supérieur.
d. Câble isolé.
e.
f. Rouleau inférieur.
g. Bancs d'équilibre.
h. Siége de la balançoire.
i. Échelle de corde.
V. Traîneau.
VI. Bâtons pour lutter à terre.
l. Bâtons pour lutter debout avec une main.
m. Poignée.
VII. Tréteaux pour sauter en hauteur.
VIII. Cible mouvante.
r. Boules pour jeter à la cible.
IX. Massues.

PLANCHE II.

FIGURE X. Mât de voltige et d'équilibre.
XI. Pont élastique, Poutre mobile.
XII. Butte.

13

PLAN DU LOCAL D'ÉTÉ.

FIGURE I. Mât de cocagne.
II. Croix mouvante.
III. Dévidoir.
IV. Balançoire et échelle de corde.
f. Rouleau.
g Bancs d'équilibre.
V. Traîneau.
VII. Tréteaux.
VIII. Cible mouvante.
X. Mât de voltige.
XI. Pont élastique.
XII. Butte.
XIII. Arène.
XIV. Manége.
XV. Fossé.
XVI. Place pour l'exercice du disque.

TABLE DES MATIÈRES

CONTENUES

DANS LA GYMNASTIQUE ÉLÉMENTAIRE.

CHAPITRE SECOND.

CHAPITRE TROISIÈME.

LA NATATION.

LA LUTTE.

EXERCICE DE LA MASSUE.

LE JET DES PIERRES.

LA CIBE MOUVANTE,

POUR LE JET DES BOULES.

DE LA VOLTIGE EN GÉNÉRAL.

FIN DE LA TABLE.

ERRATA.

Page 66, ligne 16, a, *lisez* il a.
- 71, dern., faire succéder le simple pas, *lisez* faire succéder les pas avec la plus grande rapidité.
- 72, 8, les palestres, *lisez* la palestre.
- 104, 17, on recule plusieurs fois, *lisez* on recule plusieurs pas.
- 125, 3, exercices compliqués sur les uns, *lisez* sur les unes.
- 126, 16, en saisit les deux mains, *lisez* la saisit des deux mains.
- 132, 17, en se fixant par les mains et les talons, *lisez* en se fixant par les mains seulement.
- 134, 2, chacun de mes élèves, *lisez* chacun des élèves.
- 11, aller à quatre pointes, *lisez* aller à quatre.
- 156, 23, je baisse, *lisez* il baisse.
- 25, et, ce corps, *lisez* et, le corps.
- 158, 8, à la suite du balancier, *lisez* à la suite du balancer.
- 14, *lisez* faire l'exercice dont il est question.
- 12, que produit le jet, *lisez* qui produit le jet.
- 159, 18, si la bande touche, *lisez* si la boule touche.
- 165, 15, après sauts droits mettez une virgule.

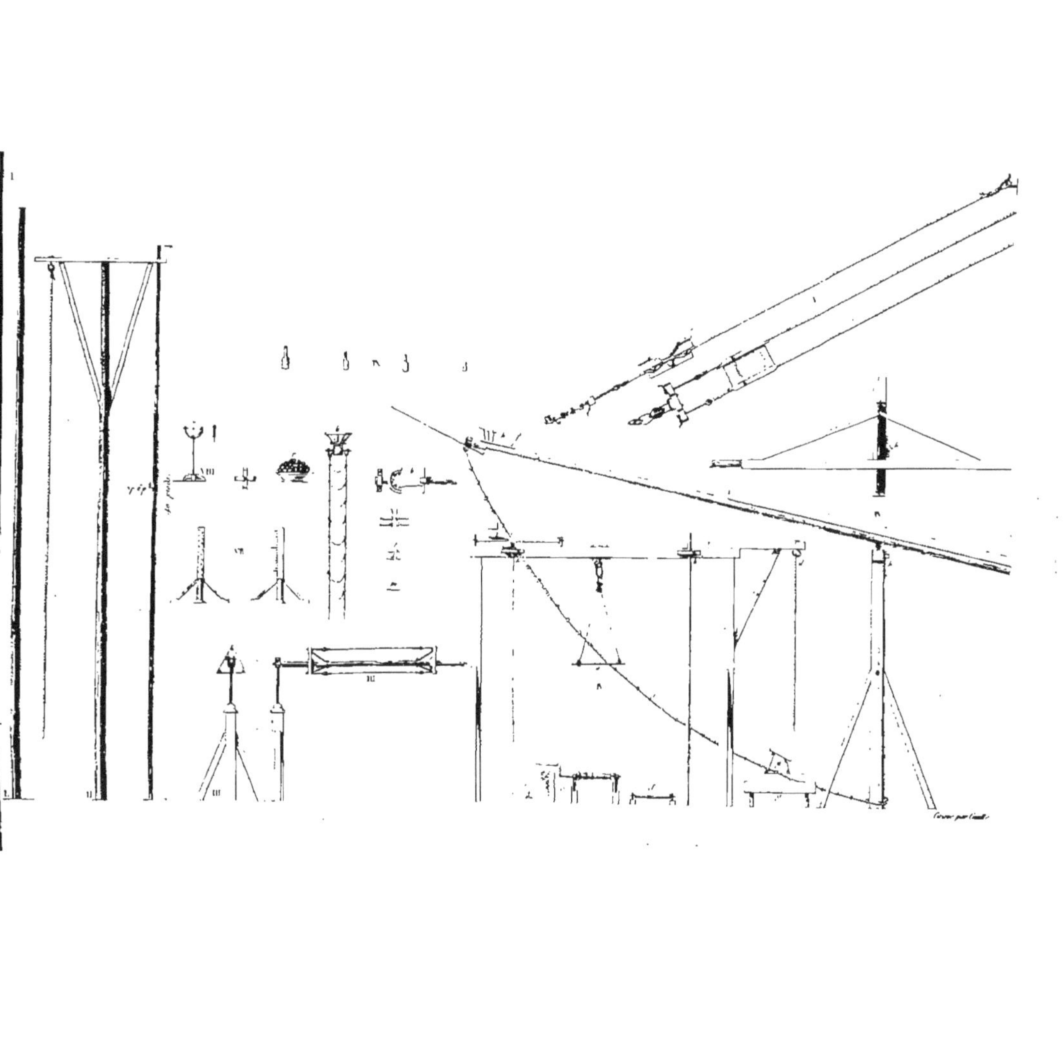

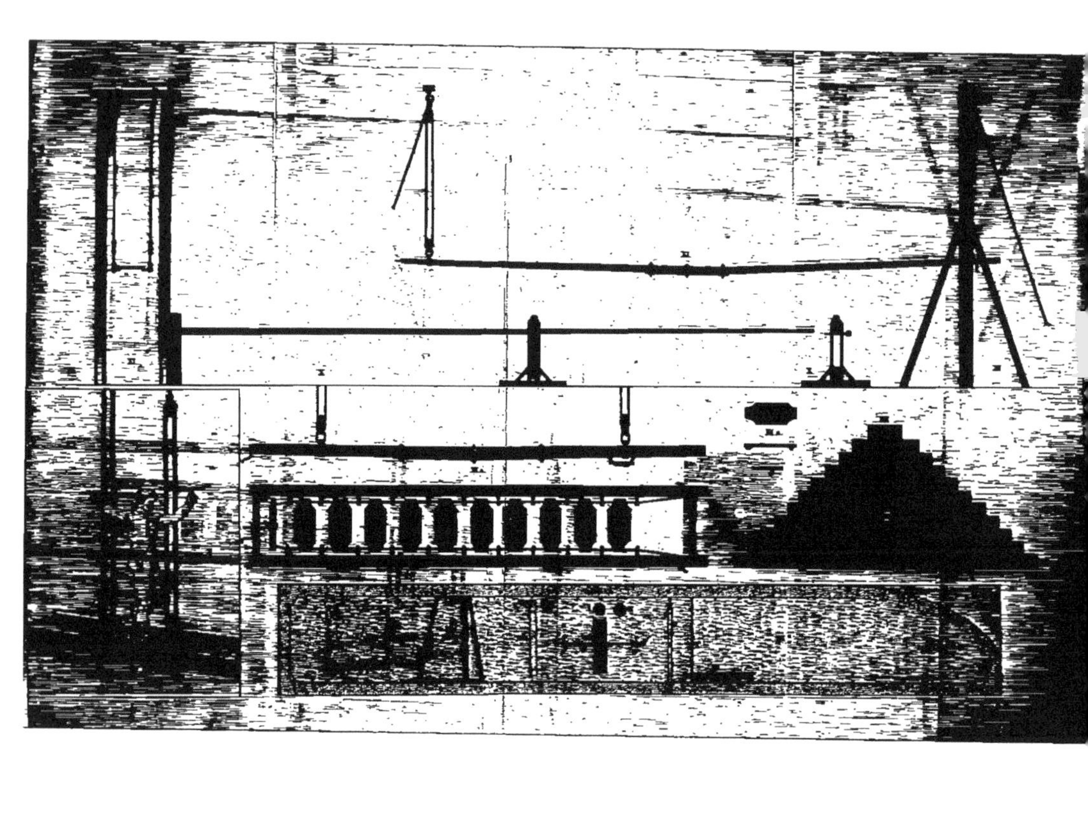

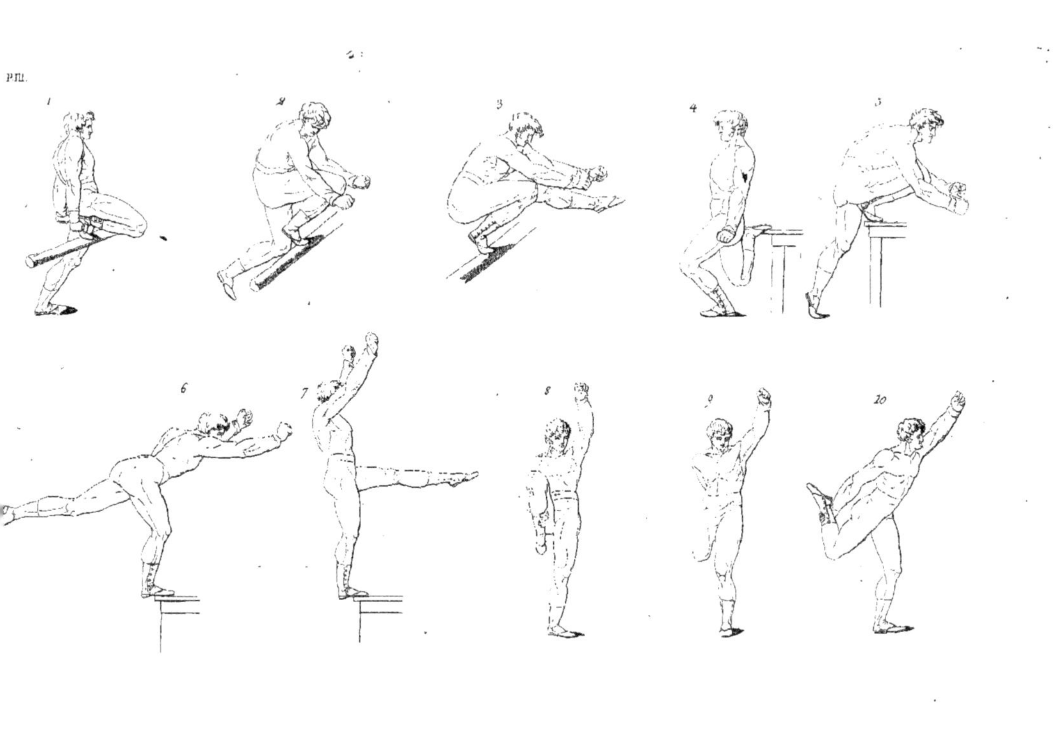
Pl. II.
1
2
3
4
5
6
7
8
9
10

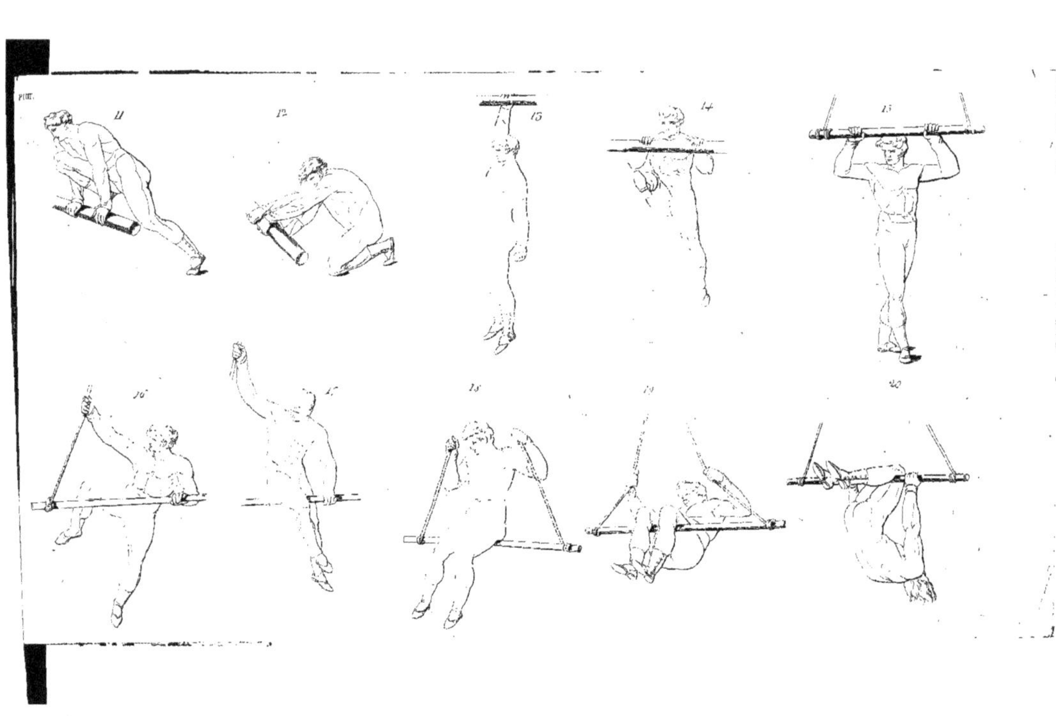

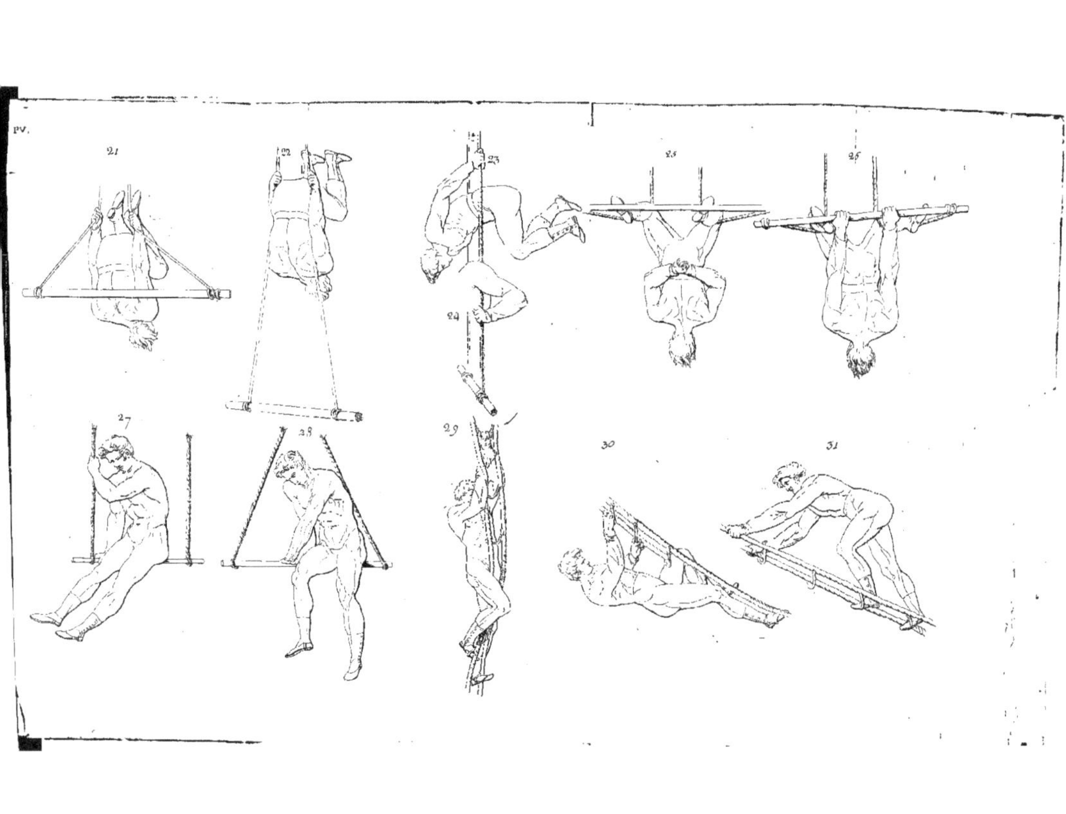
PV.
21
22
23
24
25
26
27
28
29
30
31

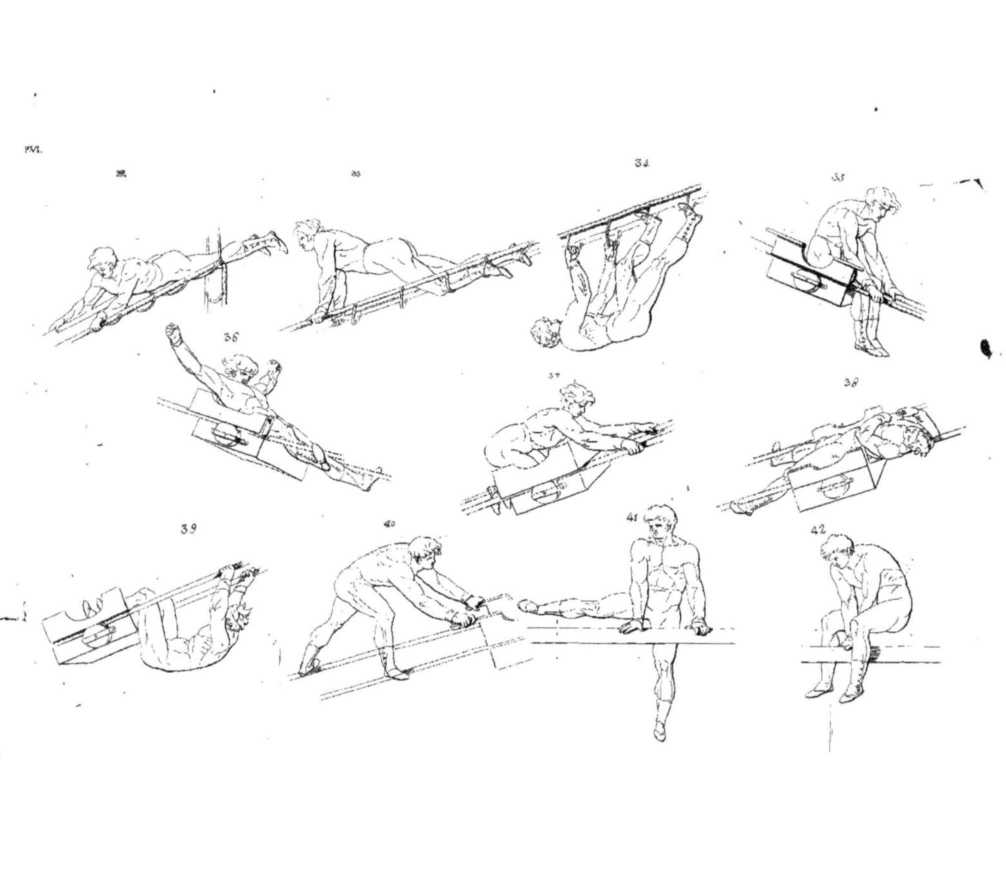

P.VI.
32
33
34
35
36
37
38
39
40
41
42

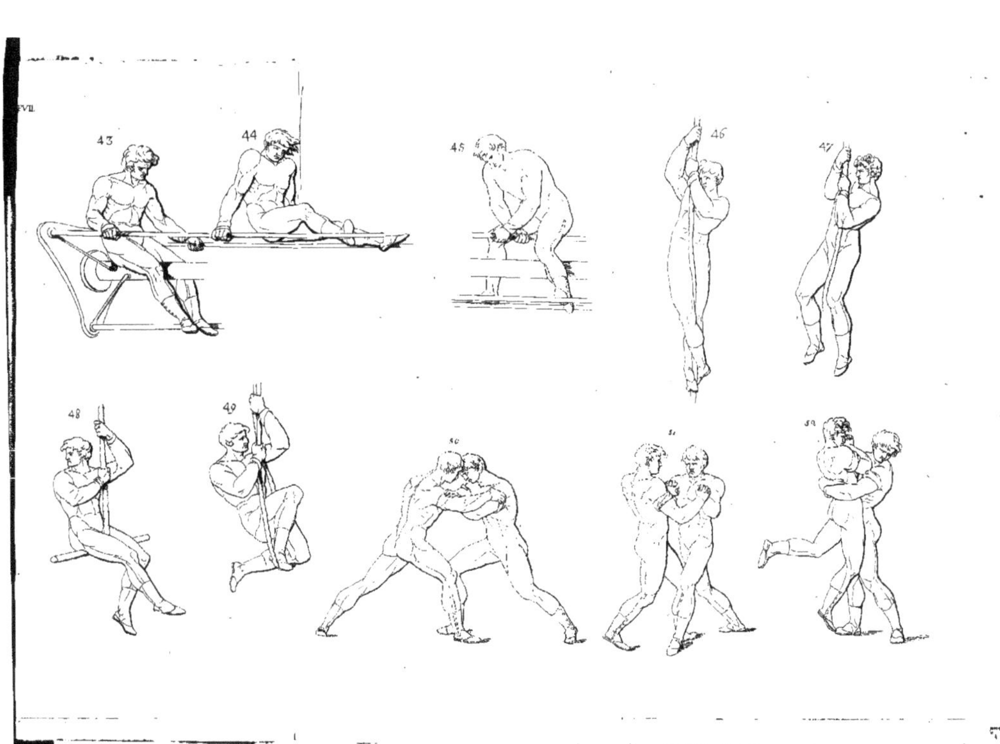
VII.
43
44
45
46
47
48
49
50
51
52

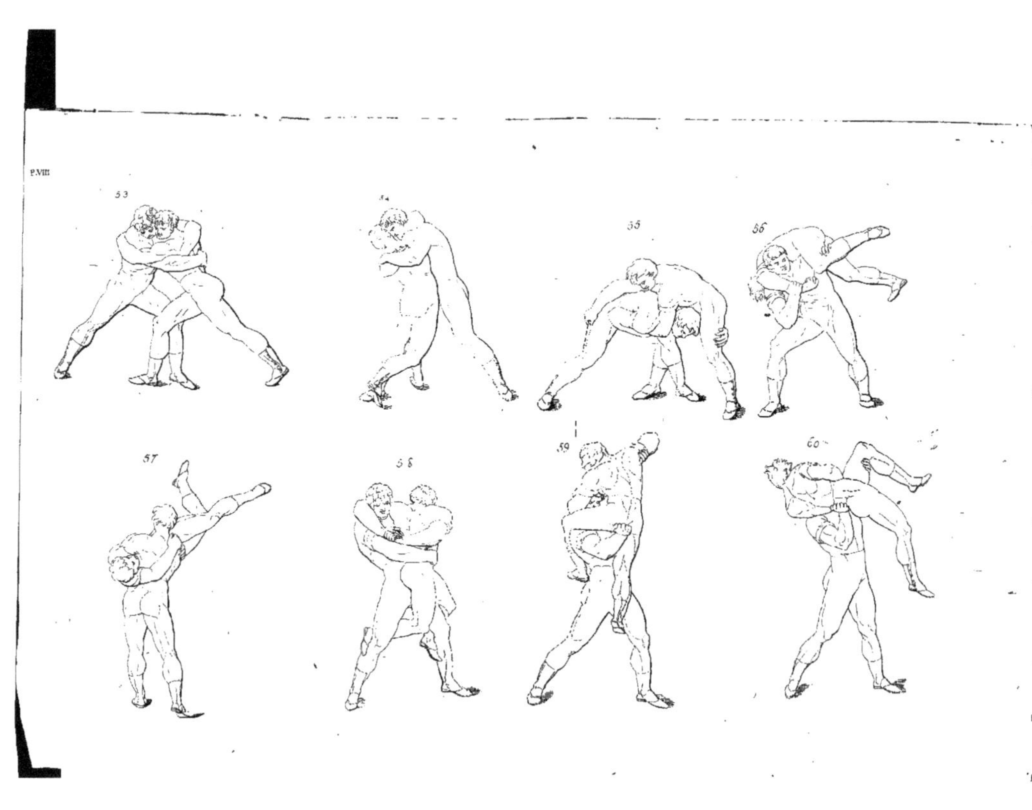
P.VIII
53
54
55
56
57
58
59
60

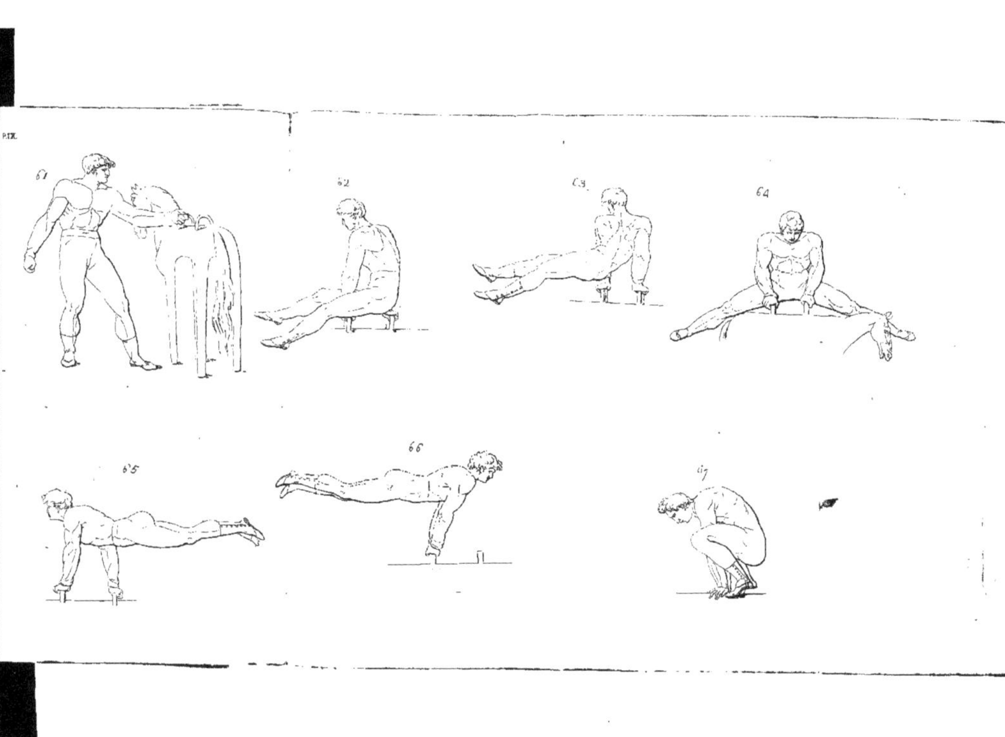
Pl. IX

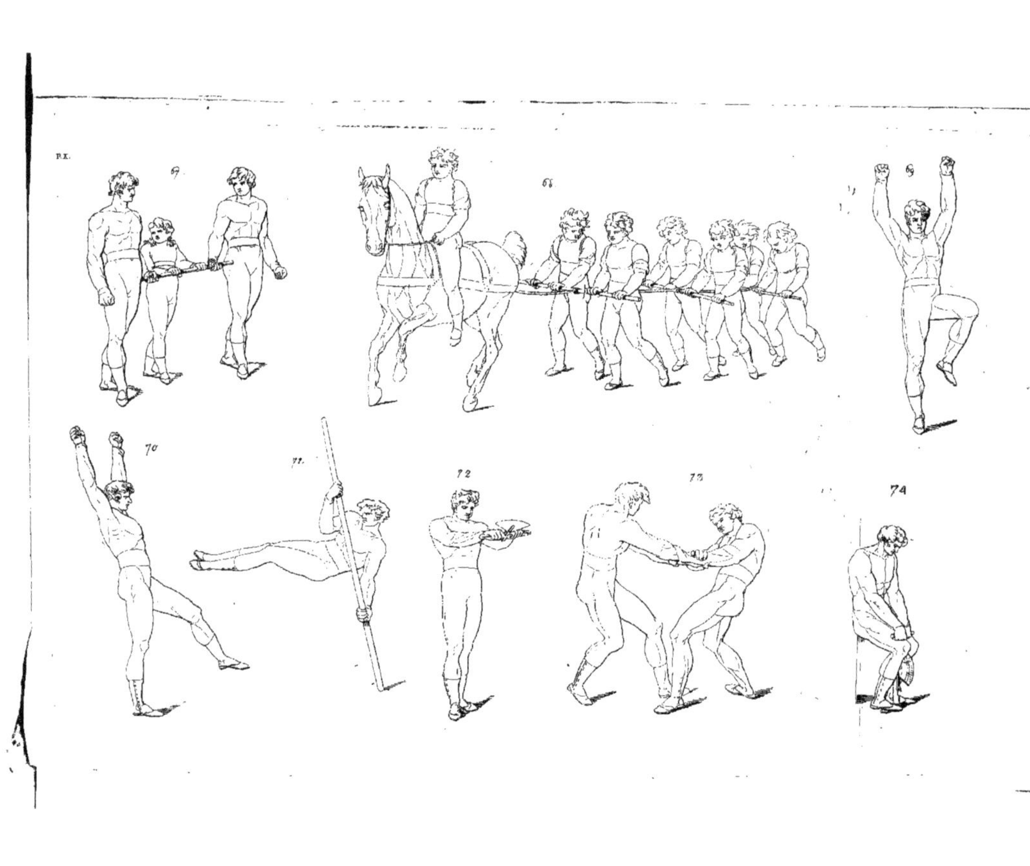
67
68
69
70
71
72
73
74

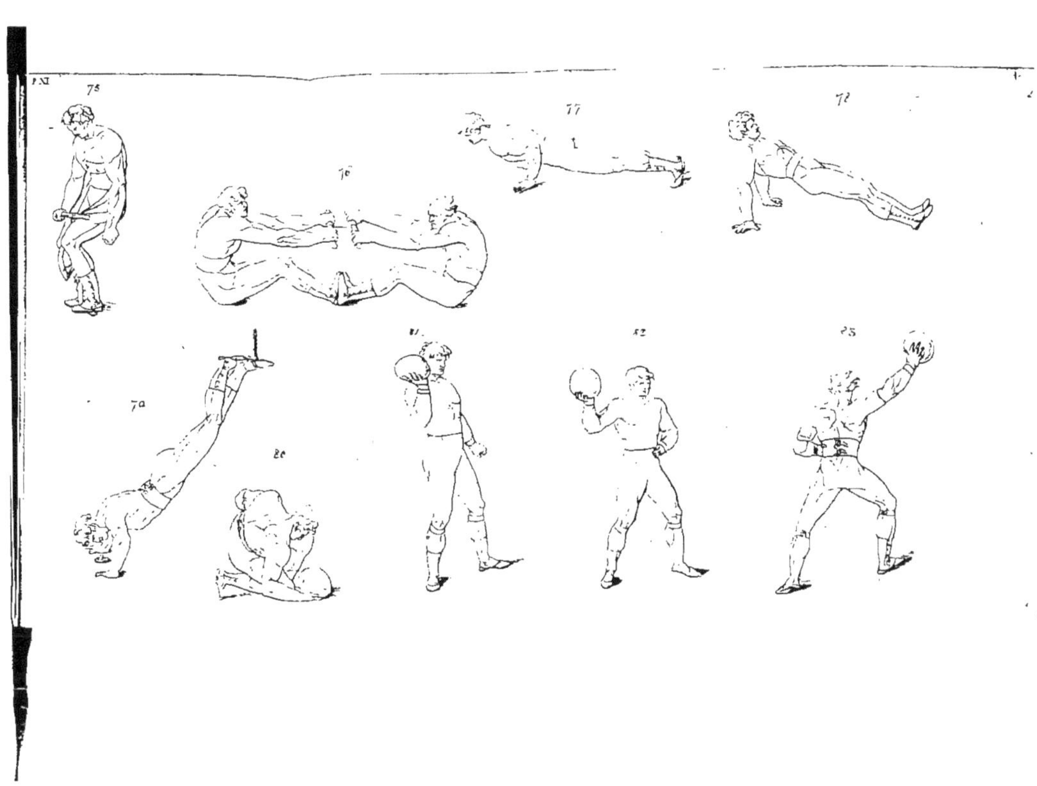

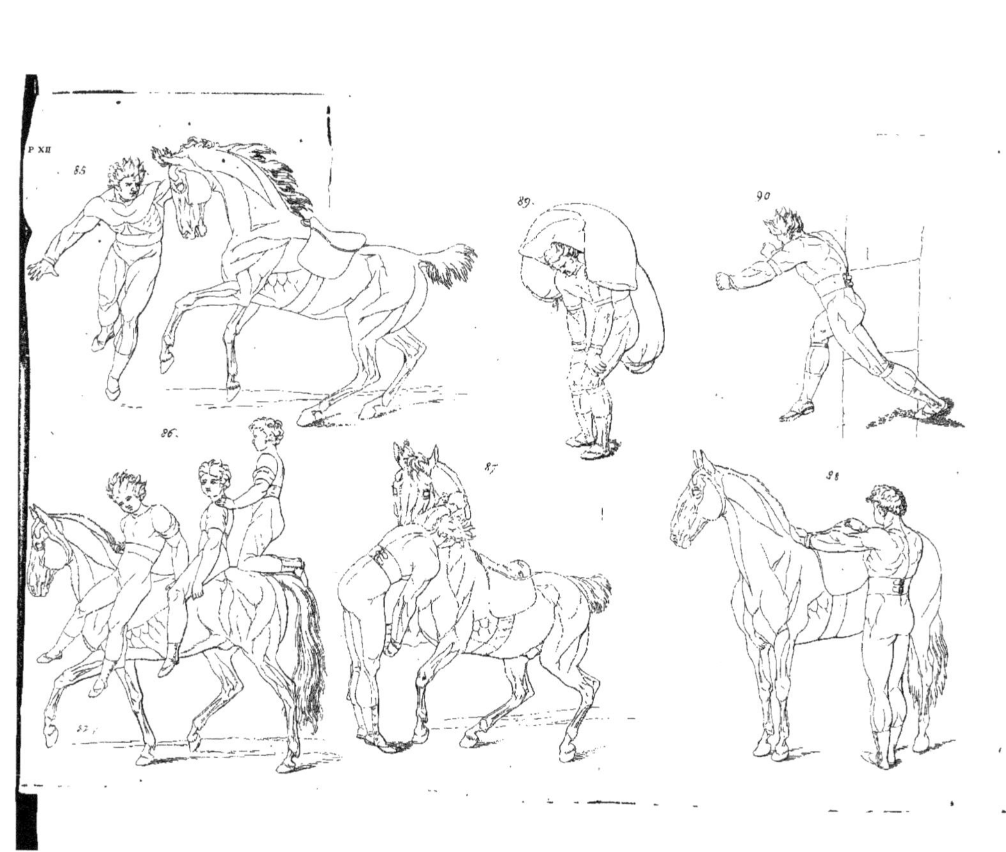
P XII
85
86.
89.
90

www.ingramcontent.com/pod-product-compliance
Ingram Content Group UK Ltd.
Pitfield, Milton Keynes, MK11 3LW, UK
UKHW012202240726
13966UKWH00002B/529